John Stevens · Lust und Erleuchtung

John Stevens

Lust und Erleuchtung

Sexualität im Buddhismus

O. W. Barth

1. Auflage 1993
Einzig berechtigte Übersetzung aus dem Amerikanischen
von Ursula Gräfe.
Titel der Originalausgabe: «Lust for Enlightenment».

Published by arrangement with Shambhala Publications, Inc.,
Horticultural Hall, 300 Massachusetts Ave., Boston, MA 02115, U.S.A.

Inhalt

Wären die Gedanken an den Dharma
an Kraft denen an die Liebe gleich,
würde man zum Buddha
in diesem Leben und in diesem Leib.

Der Sechste Dalai Lama

Vorwort

Erleuchtung hat ebenso eine physische wie eine geistige Dimension. Im Lauf der Jahrhunderte sind die Buddhisten mit der drängenden Problematik von Sexualität, dem Urgrund des Seins, auf verschiedenste faszinierende (und häufig widersprüchliche) Weisen umgegangen. Diese spiegeln das facettenreiche Spektrum menschlicher Reaktionen auf das innere Feuer der Sexualität wider, das der zündende Funke für alles Leben ist. In der Geschichte haben puritanische Buddhisten, die ihre Sexualität rücksichtslos unterdrückten, um Befreiung zu erlangen, immer neben tantrischen Buddhisten existiert, die diese Urkraft von ganzem Herzen kultivierten und in ihr einen Wegweiser zur Erleuchtung sahen. Das heikle Thema der Sexualität hat die Buddhisten – wie alle anderen Menschen auch – stets verwirrt. Da die Frage nach dem Wesen von Sexualität zum Kern unserer Existenz führt, haben sich alle Religionen und philosophischen Systeme mit ihr auseinanderzusetzen.

Dieses Buch ist die erste umfassende Studie über die Bedeutung von Sexualität innerhalb des Bereiches der «buddhistischen Erfahrung». Es stimmt zwar, daß die Geschichte des Buddhismus mehr oder weniger anhand objektiver Kategorien darstellbar ist, dennoch läßt sich seine Botschaft schwerlich auf historische Ereignisse oder dokumentarische Belege begrenzen. Die buddhistische Erfahrung, die mythologische ebenso wie die historische, ist übergreifend. Sie umfaßt die

Meditationspraxis, mündliche Überlieferung, Gleichnisse, Schriften, sakrale Kunst, Liturgie, Legenden und Lehre, persönliche Begegnungen, universale Eingebung und angewandte Erkenntnis. Diese Faktoren stehen jenseits von Zeit und Raum und sind im Grunde gleichgeblieben.

Daher ist es von einer höheren Ebene aus gesehen nicht ganz richtig, von einer «Entwicklung» des Buddhismus zu sprechen. Die äußeren Umstände haben sich natürlich gewandelt, und die Ausdrucksweisen des Buddhismus verändern sich mit jeder Generation, aber die wesentlichen Elemente buddhistischer Erfahrung – die Suche nach Erleuchtung, die Einsicht, daß das Leben vergänglich, unvollkommen und Selbst-los ist, die Überwindung von Begierden, Haß und Verblendung, die Transformation von Körper und Geist und die Betonung von tiefster Einsicht und allumfassendem Mitgefühl – bleiben stets präsent. Wo und wann auch immer standen Buddhisten und Nichtbuddhisten vor den gleichen existentiellen Fragen wie heute. Besonders drängend ist in diesem Zusammenhang die Frage nach der immanenten Bedeutung von Sexualität und den Beziehungen zwischen den Geschlechtern.

Ich möchte mich der Herausforderung dieser Fragen ohne Scheu stellen und bitte den Leser, mich bei dem Versuch, die Höhen und Tiefen menschlicher Sexualität zu ergründen, auf eine Reise durch die weite Welt der buddhistischen Erfahrung zu begleiten, wie sie sich über Tausende von Jahren in zahllosen Ländern und bei den verschiedensten Völkern manifestiert hat.

1. Das Liebesleben des Buddha

Die buddhistische Erfahrung basiert auf höheren Wahrheiten, und es ist im Grunde bedeutungslos, ob es einen historischen Buddha gab oder nicht. Die Überlieferungen und Legenden um das Leben und die Lehre von Gotama, dem Erwachten, der um 500 v. Chr. in einem zum heutigen Nepal gehörigen Ort geboren wurde, gründen auf Einsichten, die für die buddhistische Sicht des Universums kennzeichnend sind.

Selbst von puritanischen Buddhisten kompilierte Texte enthalten eine Fülle von Informationen über seine Geburt, seine Jugend und seine sexuellen Erfahrungen, so daß es nicht schwierig ist, die romantische Geschichte des Gotama mit liebevollen Details auszumalen.[1] So lassen sich zum Beispiel die Eigenschaften der Mutter eines Buddha klar umreißen: Ihr Gesicht, ihre Figur, ihre Gliedmaßen und ihre Haltung sind von besonderer Schönheit. Sie muß tugendhaft sein, sanftmütig, wohlerzogen, geduldig, bescheiden, keusch, gehorsam, besinnlich, fromm und gütig. Unter keinen Umständen darf sie leichtfertig oder streitsüchtig sein. Sie muß weibliche Fähigkeiten besitzen, rein in Körper, Geist und Rede sein sowie frei von bösen Gedanken, Zorn, Haß und den «Fehlern gewöhnlicher Weiber»[2].

Königin Māyā hatte all diese Vorzüge und war zudem eine atemberaubende Schönheit: Dunkle, wohlriechende Locken umschmeichelten ihre makellosen, ebenmäßigen Züge. Ihre

Augen waren so klar wie ein blaues Lotosblatt und ihre Lippen rosenrot, ihre Zähne glänzten hell wie die Sterne am Firmament, ihr Atem duftete wie Räucherwerk, und ihre Stimme gurrte wie die einer Taube. Ihr biegsamer Leib war üppig und fest. Kurzum, Königin Māyā entzückte aller Augen und Herzen, «strahlend, verführerisch und von goldenem Glanze übergossen», so betörend, daß selbst die Götter sie beneideten. Sie wurde sogar Māyādevi, «Göttin der Illusion» genannt, denn ihre Erscheinung war zu schön, um wahr zu sein.[3] Ihr Mann, König Suddhodana, war der ideale Gefährte, außerordentlich gutaussehend, mit einem kraftvollen, wohlgeformten Körper und weder zu alt noch zu jung.

Auch wenn die Mutter eines Buddha keine Jungfrau sein muß, darf sie jedoch noch kein Kind geboren haben. Befindet sich der zukünftige Buddha einmal in ihrem Leib, ist sie natürlich von allen wollüstigen Gedanken und Gefühlen befreit. Deshalb, so heißt es, bat die Königin Māyā ihren Mann, nachdem sie «im Geiste» empfangen hatte – der Überlieferung nach war der Buddha in ihren Schoß herabgestiegen, als sie schlief – ein Keuschheitsgelübde ablegen zu dürfen (daneben gelobte sie, nicht zu töten, zu lügen, zu stehlen, zu betrügen, zu verleumden, sich weltlicher Rede hinzugeben, begehrlich, zornig oder dumm zu sein). Der König war einverstanden, und es heißt, daß er sie fürderhin wie seine Mutter oder eine Schwester ansah.

Genau zehn Monate später (nach dem Mondkalender) gebar Māyā ein Kind, das unbefleckt von Blut, Schleim und anderen Absonderungen war. Das Neugeborene hatte eine vollkommene Gestalt, konnte schon laufen und sprechen und verblüffte alle Anwesenden damit, daß es sieben Schritte tat und sich selbst als den «von Himmel und Erde Verehrten» ausrief. Zwei Wasserdrachen badeten ihn, und vom Himmel regnete es Blumen herab. Nach sieben Tagen starb Königin Māyā plötzlich[4], und das Kind wurde von Māyās Schwester Mahāprajāpatī, der zweiten Frau seines Vaters, angenommen.

Nicht lange nach Gotamas Geburt kam ein Seher namens

Asita in den Palast, um das ungewöhnliche Kind in Augenschein zu nehmen. «Diesem Knaben ist es bestimmt, ein großer Führer zu werden», erklärte der Weise feierlich. «Bleibt er im Palast, wird er ein Herrscher ohnegleichen, tritt er aber ins religiöse Leben ein, wird er zu einem Erleuchteten, zum Lehrer der Menschen und Götter.»

Der König war entschlossen, die erste Weissagung des Asita in Erfüllung gehen zu lassen, und überschüttete seinen Sohn mit Fürsorge und Aufmerksamkeit. Zahllose hingebungsvolle Ammen und Kindermädchen kümmerten sich um ihn, und als er älter wurde, las man ihm jeden Wunsch von den Augen ab. Gotama benutzte nur das süßeste Räucherwerk und trug die allerfeinsten und kostbarsten Gewänder; ein Baldachin schützte ihn Tag und Nacht vor Hitze, Kälte, Wind und Staub; ihm standen drei prächtige Residenzen zur Verfügung, eine für den Sommer, eine für den Winter und eine für die Regenzeit; die erlesensten Leckereien zierten seine Tafel; von morgens bis abends spielten die Hofmusiker für ihn auf, und stets waren Diener zur Stelle, die ihm jeden Wunsch sofort erfüllten.

Gotama wuchs zu einem außergewöhnlich schönen Prinzen mit allen Eigenschaften eines Weltbeherrschers heran[5]: Er war gut gebaut und flink, seine Haut war kühl und glatt; er hatte (einigen Berichten zufolge) goldenes Haar, durchdringende schwarze (oder dunkelblaue) Augen, vollkommen ebenmäßige Züge, einen strahlenden Teint und eine wunderbar klare Stimme. Sein wohlgeformtes Geschlechtsteil war «von einer Hülle umgeben» und so, auch wenn er nackt war, nicht zu sehen. (Diese ungewöhnliche Eigenart erklärt, warum die meisten Statuen Gotamas sein Geschlechtsteil nicht einmal andeutungsweise darstellen.)[6]

Um den Prinzen noch fester an das weltliche Leben zu binden, beschloß der König, ihm eine Gemahlin zu suchen, und schmiedete folgenden Plan, um die geeignetste Braut für den wählerischen Gotama zu finden: «Ich werde große Mengen von Geschmeide anfertigen lassen, das der Prinz unter den heiratsfähigen Jungfrauen des Reiches verteilen soll, und meinen

Beratern den Auftrag geben, genau zu beobachten, welches der Mädchen die Aufmerksamkeit meines Sohnes erregt.»[7]

Als der festgesetzte Tag gekommen war, fielen die Mädchen, die sich im Palast versammelt hatten, angesichts des schneidigen jungen Prinzen reihenweise in Ohnmacht, aber Gotama schien sich für keines von ihnen zu interessieren. Plötzlich jedoch, schon gegen Ende des Empfangs, erschien eine berauschende Schönheit mit riesigem Gefolge. Die liebliche Jungfrau ging ohne zu zögern auf den Prinzen zu, sah ihm direkt in die Augen und bat um ihr Geschenk.

«Es tut mir leid», sagte der Prinz und blickte sie an, «es ist kein Schmuck mehr da. Ihr hättet früher kommen sollen.»

«Warum habt Ihr nichts für mich zurückbehalten?» fragte sie in gekränktem Ton.

«Bitte, nehmt meinen Ring. Oder vielleicht meine Kette?»

«Nein, danke», antwortete das Mädchen trotzig und drehte sich um, während Gotama sie hingerissen betrachtete. (In einer anderen Version nahm das Mädchen die Kette an, fügte aber mit einem scheuen Lächeln hinzu: «Mehr bin ich Euch nicht wert?»[8])

Man erstattete dem König ausführlich Bericht über die Begegnung zwischen Gotama und dem Mädchen, dessen Name Yashodharā (oder einigen Berichten nach Gopā) war. Als man ihm erzählte, wie die beiden sich in die Augen geschaut hatten und Gotama von der vornehmen Jungfrau offensichtlich gefesselt gewesen war, sandte der König auf der Stelle einen Boten zu Yashodharās Vater, um für den Prinzen um ihre Hand anzuhalten. Zu seinem Ärger wurde der König abgewiesen: «Ich werde meine geliebte Tochter nur einem jungen Mann geben, der seine Überlegenheit über alle anderen zu beweisen vermag.»

Eilends wurden alle jungen Männer des Königreichs zusammengerufen, und Gotama stellte sie bei allen Wettkämpfen in den Schatten – in der Schreibkunst, in Arithmetik, beim Bogenschießen, im Schwertkampf sowie beim Reiten und Boxen. Gotama ging siegreich aus allen Disziplinen hervor und nahm seinen Siegespreis entgegen. Die Hochzeit war ein rauschendes Fest, und die Hofdichter sangen davon, daß die schöne Yashodharā dem Prinzen alle ehelichen Wonnen und Freuden gewährte – die köstliche Vereinigung der erlesensten Butter mit dem feinsten Ghee.[9]

Yashodharā hatte einen unabhängigen Sinn. Sie weigerte sich, in Gegenwart ihrer Schwiegereltern, des Königs und der Königin, und – was noch skandalöser war – anderer Männer im Haus einen Schleier zu tragen. Tadelte man sie wegen ihres Benehmens, gab Yashodharā zurück: «Eine edle Frau, die ihren Geist und ihre Sinne beherrscht, ist auch dann verschleiert, wenn sie zufällig nackt sein sollte – Sündhaftigkeit läßt sich nicht mit einem Berg von Gewändern und Schleiern verhüllen.»[10]

Den Gebräuchen der Zeit entsprechend hatte Gotama offenbar noch mehrere andere offizielle Gemahlinnen[11] (in jedem seiner Paläste eine?). Seine Werbung um Gotamī gehört ebenfalls zu den klassischen Romanzen.[12] Die schöne Gotamī wurde von Hunderten von Freiern begehrt, aber sie war ebenso unabhängig gesinnt wie Yashodharā und wies standhaft alle Heiratsanträge zurück, sogar den des Königssohns, und bestand darauf, ihre eigene Wahl zu treffen. «Laßt bekanntgeben, daß ich mir in einer Woche einen Ehegatten erwählen werde. Alle Freier mögen sich im Palast versammeln.»

Am Morgen des siebten Tages badete Gotamī in duftendem Öl, schmückte sich mit den schönsten Blumen, legte ihre kostbarsten Juwelen und Gewänder an und machte sich mit ihrer Mutter und zahlreichen anderen Beratern auf den Weg zum Palast. Als sie der vielen Kavaliere ansichtig wurde, die sich von Kopf bis Fuß in märchenhafte Gewänder gehüllt hatten, komplizierte Frisuren trugen, mit Schmuck behängt waren und nach allen Wohlgerüchen dufteten, rief Gotamī angeekelt aus:

«Diese Gecken sehen ja wie Weiber aus und sind noch mehr herausgeputzt als ich!»

«Ist denn keiner darunter, der deinen Gefallen findet?» fragte Gotamīs Mutter.

«Doch. Ein einziger. Der Prinz dort drüben in dem schlichten Gewand mit dem strahlenden Lächeln. Endlich ein richtiger Mann.»

In einer Textversion wird das Mädchen «Strahlendes Entzücken» genannt, und es ruft dem Prinzen zu:

Als ich dich sah, o Jüngling, hervorragend
an Kraft und Gestalt und voll der Tugend,
waren meine Sinne betört,
und große Freude stieg in mir auf.

Dein Antlitz gleicht einem reinen, leuchtenden Edelstein,
dein Haar ist schwarz und lockig,
fein sind Nase und Augenbraue.
Dir will ich angehören.

Wunderschön sind deine Züge.
Strahlend bist du, wie ein Berg von Gold.
Neben dir hat meine Schönheit keinen Glanz;
wie ein Holzkohlestapel bin ich nur.

Groß und dunkel deine Augen,
das Kinn wie das eines Löwen, dein Gesicht wie
der volle Mond.
Wer könnte dem zarten Klang deiner Stimme widerstehen?
Bitte nimm mich zu dir.

Deine Zunge ist lang und kräftig,
kupferrot, weich und funkelnd wie ein Edelstein;
deine herrliche Stimme
entzückt die Menschen, wenn du sprichst.

Deine Zähne sind ebenmäßig, schimmernd weiß,
rein und die vollkommene Perlenschnur;
ihr Anblick, wenn du lächelst,
entzückt die Menschen, du Held.

Sodann rühmt die Mutter des Mädchens, eine Kurtisane von höchstem Rang, genannt «die Schöne», den Zauber ihrer Tochter:

Mit dunklem Haar und lotosblauen Augen,
klarer Stimme und goldenem Teint,
fürstlich gekleidet in Girlanden, entsprang sie
dem Lotos, strahlend wie reinstes Licht.

Hell sind ihre Glieder, anmutig ist die Haltung;
makellos sind ihre Glieder, das vollkommne Ebenmaß
der Leib.
Sie funkelt wie eine goldene Statue, mit Juwelen geschmückt.
Sie erhellt alle Winkel.

Ein edler Duft von Sandelholz entschwebt ihrem Leib
und erfüllt die Luft.
Spricht sie mit engelsgleicher Süße,
entströmt ein Wohlgeruch von blauem Lotos ihrem Mund.

Immer wenn sie lächelt,
erklingt eine himmlische Musik;
einen solchen Schatz
darf man nicht gewöhnlichen Menschen überlassen.

Sie ist weder klein noch groß,
nicht stämmig, doch auch nicht mager;
sie ist schmal in der Taille, doch ihre Brüste sind voll,
ihr untadeliger Leib wie geschaffen für Euch.[13]

Eine prächtige Zeremonie wurde abgehalten, und das junge Paar zog sich in den Palast zurück, um sich den ehelichen Wonnen hinzugeben.

Da die Minister des Königs dazu rieten, den Prinzen mit Hilfe aller Liebesfreuden an den Palast zu binden, wurde Gotama außer von seinen Gattinnen noch von einem ganzen Heer der schönsten, gebildetsten und hingebungsvollsten Frauen des Reiches bedient, die darin wetteiferten, ihm alle erdenklichen Aufmerksamkeiten, Dienste, Vergnügungen und Bequemlichkeiten angedeihen zu lassen. Alte indische Texte über die Liebe sowie die klassische hinduistische und buddhistische Ikonographie vermitteln eine Vorstellung davon, wie diese Kurtisanen aussahen. Gerade die buddhistische Ikonographie zeichnet sich durch eine verschwenderische Darstellung des weiblichen Körpers in all seiner sinnlichen Pracht aus.[14]

Zur Zeit Buddhas bestand die typische Kleidung einer Kurtisane aus einem rot-goldenen Hüftgürtel und Arm- und Fußreifen. Im langen, nachtschwarzen Haar trug sie Blumen und Schmuckstücke. Ihr Gesicht war lieblich wie der Vollmond, mit Rehaugen, einem feinen Näschen und roten Lippen, die sich von einem goldenen Teint absetzten. Von der Taille an war sie nackt. Ketten und Perlenschnüre zierten ihre schwellenden, eng beieinander stehenden, wie goldene Schalen geformten und mit Sandelholzöl gesalbten Brüste mit den schwarzen Brustknospen. Ihre Haut war zart wie Rosenblüten, ihr Nabel tief, ihr Bauch sanft gerundet mit weichen Hautfalten; sie hatte breite Hüften, ihr Hinterteil war hoch und fest und ihre Schenkel wie die Stämme einer Bananenstaude. Ihre Yoni (Vulva) glich einer Lotosknospe und duftete wie eine eben erblühte Lilie oder frischer Honig. Ihre Stimme ließ einen Kuckuck vor Neid erblassen, und sie glitt dahin wie ein Schwan. Das Mädchen beherrschte die Kunst der Konversation, Gesang, Tanz und verschiedene Musikinstrumente; sie verstand es, erotische Geschichten zu erzählen, Zauber zu wirken, Aphrodisiaka und starke Parfüms herzustellen.

Da sie Unterricht bei den Weisen der göttlichen Liebe genossen hatte, verfügte sie über außerordentliches Geschick in allen Liebestechniken und schenkte durch ihre vielseitigen Talente ihrem Partner höchste Wonnen. Das Mädchen war eine Meisterin in den verschiedensten Arten von Küssen – den behutsamen, den saugenden, stürmischen, sanften, umklammernden und pochenden; sie führte den «Krieg der Zungen», kannte das «Geheimnis der Oberlippe» und alle anderen Formen oraler Liebestechniken: Seitenbisse, Druck von außen,

Druck von innen, «Küß den Stengel», «Aussaugen der Mango», «Schlucken». Sie kannte sich mit allen Arten der Umarmung aus und war mit den wirksamsten Liebesbissen vertraut. Alle Praktiken der physischen Vereinigung standen ihr zur Verfügung – weit offen, gähnend, umklammernd, verschlungen, Füße in die Luft, ein Bein hoch, umgekehrt, von hinten, gestützt, in der Schwebe, emporsteigend, all-umfassend, «gestopft» und die anderen Spezialitäten: «Rad der Liebe», «Öffnen und Blühen», «der Bogen», «den Bambus spalten», «den Nagel einführen», «die Zange», «der Kreisel», «die Schaukel» und die Stellungen Krebs, Schildkröte, Krähe, Affe, Kuh, Stute, Vogel, springender Tiger, Vereinigung der Katzen, Drück den Elefanten, die Brunst des Bären, das Honigsummen der Biene und (gemeinsam mit einem anderen Mädchen) die Vereinigung der Drei. Ebenso taten die Mädchen sich zusammen, um das Yoginī-Chakra mit dem Prinzen zu vollziehen, ein Ritual, währenddessen er drei, fünf, sieben oder neun Partnerinnen gleichzeitig liebte.[15]

Der König hatte ein besonderes «Liebesgemach» für Gotama entwerfen lassen, das mit erotischer Kunst ausgeschmückt war und in dem ein gedämpftes Licht «wie das der dunstigen Herbstsonne»[16] herrschte. Ganz im Banne der sexuellen Ausschweifung verbrachte der Prinz seine Tage und Nächte im endlosen Liebesspiel. Mit den unermüdlichen Schönen seines ausgedehnten Harems genoß er alle nur erdenklichen Freuden heterosexueller Vereinigung, und wenn er ihrer müde war, besuchte er die professionellen Liebesgöttinnen in den nahegelegenen Freudenhainen.[17] Gotamas Leben bestand im großen und ganzen darin, die Röcke der Frauen zu öffnen, ihre Gürtel zu lösen, ihre schwellenden Brüste zu pressen, ihre geheimsten Stellen zu liebkosen und sie in Liebe zu umschlingen.[18] Gotamas Lust war so intensiv, daß sogar Wundertaten, die ihm in jener Zeit zugeschrieben werden, damit in Zusammenhang stehen: Als er einmal mit Feuereifer eines seiner Mädchen verfolgte, verfehlte Gotamas Fuß das Palastdach, und er schwebte plötzlich in der Luft.[19]

Gotamas Leben kreiste um die fünf Arten der körperlichen Wonne – schöne Frauen, hervorragende Musik, angenehme Düfte, gutes Essen und herrliche Gewänder –, die den fünf Sinnen – Sehen, Hören, Riechen, Schmecken und Tasten – entsprechen. Ungeachtet dieses unvergleichlichen Luxus fühlte der Prinz sich nicht wohl. Sein Vater unternahm jede Anstrengung, ihn von allem abzuschirmen, das nur im entferntesten unangenehm oder aufregend für ihn sein konnte, und machte ihn zum Gefangenen einer Märchenwelt. Gotama jedoch war von seinen seltenen Begegnungen mit der Wirklichkeit tief beunruhigt. Als Junge hatte man ihn einmal zu einem Pflugfest mitgenommen, das den Beginn der Aussaat markierte. Er vermochte das Fest nicht zu genießen, da ihn der Anblick der schweißüberströmten Männer und Ochsen, die mit ihren Pflügen die Erde aufrissen, entsetzte. Blut troff vom Geschirr der geschundenen Ochsen, während sich Mensch und Tier in der brütenden Sonne mühten und plagten. Ganze Vogelschwärme flatterten herbei, um sich an den unglücklichen Insekten zu laben, die der Pflug an die Erdoberfläche befördert hatte, und die kleinen Spatzen und Schwalben wurden ihrerseits eine Beute der Falken. Erfüllt von Mitgefühl für das Los dieser Geschöpfe sprach der Prinz zu seinem Vater: «Ich muß allein sein», und er setzte sich unter einen Baum, um über den Sinn des Ganzen nachzudenken.

Jahre später sah sich Gotama noch weiteren erschütternden Erfahrungen ausgesetzt. Trotz des königlichen Gebotes, die Straßen von allem materiellen und menschlichen Unrat freizuhalten, wenn der Prinz sich auf einem Ausflug befand, kam Gotama schließlich doch mit den drei häßlichen Seiten des Lebens in Berührung. Zuerst begegnete er einem altersschwachen Mann, der sich kahl, zahnlos, gebeugt und von einem rauhen Husten gequält auf Krücken dahinschleppte; als nächstes sah er einen Kranken mit aufgetriebenem Bauch und verkrümmten Gliedmaßen, bleich und elend, von Schmutz und Fliegen bedeckt und nach Luft ringend; dann war er Zeuge, wie ein mit einem Tuch bedeckter Leichnam, gefolgt von den

Verwandten, die sich laut weinend an die Brust schlugen, durch die Straßen getragen wurde. Als er seinen Gefolgsmann nach der Bedeutung dieser Ereignisse befragte, antwortete dieser stets: «Alle Menschen haben das gleiche Schicksal.»

Nach jedem dieser schrecklichen Erlebnisse versuchte Gotama, sich noch stärker der Welt der Sinnenfreuden zu überlassen, jedoch ohne Erfolg – er wurde in sich gekehrt und zog sich immer mehr zurück. Bei einem weiteren Ausflug stieß Gotama auf einen heiteren Bettelmönch. Der heimatlose Weise schien mit sich selbst und der Welt im Einklang zu sein. Beides traf auf Gotama nicht zu, und er brach seinen Ausflug angeekelt von sich selbst ab und kehrte in den Palast zurück. Unterwegs sang eine der jungen Frauen, die sich auf den Balkonen drängten, um einen Blick auf den schönen Prinzen zu werfen, wenn er vorbeifuhr, ein Loblied auf ihn:

> Wahrlich gesegnet ist die Mutter, wahrlich gesegnet der Vater, wahrlich gesegnet die Gattin eines so herrlichen Prinzen!

Als er dies hörte, erkannte Gotama, daß er erst dann glücklich sein würde, wenn er das Rätsel des Lebens gelöst hätte. Zum Dank für die Eingebung schickte Gotama dem Mädchen eine Perlenkette (die sie fälschlicherweise als Liebeserklärung interpretierte). Nun sehnte er sich danach, aus dem Gefängnis seines Lustschlosses auszubrechen und die Wahrheit zu suchen, bevor sich sein Geist hoffnungslos umnebeln und seine Seele völlig korrumpiert würde.

Der König und Gotamas Stiefmutter spürten die wachsende Unzufriedenheit des Prinzen mit seinem Leben. Mahāprajāpatī befahl den Konkubinen, den Prinzen «in einen goldenen Käfig» zu schließen und darauf zu achten, daß der betäubende Wein und die erotischen Vergnügungen nie versiegten.[20] Aus Verzweiflung lud der König alle Mädchen des Reiches ein, damit sie sich mit dem Prinzen in einem Lustgarten vergnügten. Die Mädchen – berauscht vom Wein, süß duftend und von Begierde erfüllt – rieben ihre wohlriechenden Brüste an ihm und schlangen ihre Beine um den Prinzen. Sie schlüpften aus ihren Gewändern und machten ihm die verlockendsten Angebote, alles ohne Erfolg.[21] Gotamas Herz war mit anderen Dingen beschäftigt. «Wie kann es Lachen und Frohsinn geben, wenn so viel Leiden auf der Welt existiert?»[22]

Der König schickte Gotamas engste Freunde zu ihm, damit sie den Prinzen an seine Pflichten gegenüber seinem Land und den Frauen, die nur für seine Liebe lebten, erinnerten. «Wie kannst du nur unglücklich sein? Du bist so jung und voller Leben. Gehorche der Tradition, und entsage der Welt, wenn du ein alter Mann bist.» Seine erste Gemahlin Yashodharā hatte einen Alptraum, in dem Gotama sie und ihren neugeborenen Sohn verließ. Sie war die einzige, an die Gotama sich noch gebunden fühlte, und es wird berichtet, daß er sie zärtlich tröstete und sie die ganze Nacht liebevoll umarmt hielt.[23]

Gotama litt Qualen. Als sein besorgter Vater ihn fragte: «Was ist geschehen? Nenne mir deinen Herzenswunsch, und er wird dir erfüllt.» Gotama gab zur Antwort: «Versprich mir ewige Jugend, daß ich nie krank sein und niemals sterben werde. Versprich mir, daß ich weder dich noch die Mädchen in meinem Harem, noch meine Verwandten je verlieren werde. Versprich mir, daß unser Königreich niemals zerfallen oder von Übeln heimgesucht werden wird.» Doch diese Wünsche vermochte nicht einmal der mächtigste König zu gewähren. Das Palastleben begann den Prinzen zu ersticken. Gotamas Düsterkeit legte sich auf das ganze Reich. Die Vögel sangen nicht mehr, die Blumen wollten nicht mehr blühen, Seen und Flüsse versiegten, die Ernte verwelkte, Musikinstrumente zerbrachen, und Unruhe breitete sich unter den Menschen aus.[24]

Eines Nachts, offenbar nach einer wilden Orgie, erwachte Gotama aus unruhigem Schlaf und betrachtete die Haremsdamen im Lustgemach um sich herum. Ihre Gewänder waren zerrissen und ihre Haare zerzaust, ihr Schmuck, ihre Diademe und Musikinstrumente lagen überall verstreut herum. Die Mädchen boten wahrhaftig keinen schönen Anblick. Einige waren nackt, die Arme und Beine in unziemlichen Stellungen verrenkt; andere schnarchten laut mit offenem Mund, murmelten im Schlaf oder lallten sinnlos betrunken vor sich hin. Im gespenstischen Licht der Öllampen hatten die Mädchen ihren ganzen Reiz verloren – zum erstenmal bemerkte Gotama die Mängel und Schönheitsfehler einer jeden. Abgestoßen von der sinnlosen Zügellosigkeit hatte er das Gefühl, auf einen Friedhof voller lebender Leichen geraten zu sein.[25]

Gotama seufzte müde:

Diese Welt ist erfüllt von Lüge und Betrug,
und nichts ist trügerischer als die Gestalt einer Frau.
Angezogen von schönen Kleidern und Tand,
verliert der törichte Mann den Verstand vor Begierde.
Erkennt er jedoch den Zauber der Frauen als Illusion,
läßt er sich nicht mehr täuschen.
Darin liegt der Weg zur Befreiung
und Reinigung von Leib und Seele.[26]

Der Widerwille, den Gotama jetzt gegenüber seinem leichtfertigen und hedonistischen Lebensstil im Palast empfand, elektrisierte den Prinzen, und er beschloß, noch in derselben Nacht «diesem Sumpf der Wollust»[27] zu entfliehen und sich auf die Suche nach dem Pfad der Erlösung zu machen.

Bevor er jedoch den Palast verließ, warf Gotama der Legende nach noch einen letzten Blick auf seinen Besitz und betrat Yashodharās Gemächer, um seine Frau und seinen Sohn zu betrachten. Der Kleine ruhte friedlich an der Brust seiner Mutter, und Gotama machte eine Bewegung, um ihn zu umarmen.

«Nein, das kann ich nicht tun», flüsterte der Prinz beherrscht. «Wenn ich den Arm der Königin anhebe, werde ich sie stören und beide aufwecken. Nachdem ich die Wahrheit gefunden habe, will ich zurückkehren, um sie zu sehen.»[28]

Nach diesen Worten befahl Gotama seinem treuen Diener Chandaka, sein Pferd zu bringen. Chandaka machte einen letzten Versuch, Gotama umzustimmen. Unter vielen Protesten brachte er auch folgenden Einwand hervor: «Wenn Ihr hierbleibt und gemäß der Weissagung ein großer Herrscher werdet, könntet Ihr ein Reich des Friedens und des Überflusses schaffen und unermeßlich viel Gutes tun.»

Doch Gotama gab zur Antwort: «Selbst wenn ich die Welt beherrschen und meinen Untertanen alle physischen Bedürfnisse erfüllen könnte, wäre es mir dennoch nicht möglich, sie vor Krankheit, Alter und Tod zu bewahren. Erlange ich aber Erleuchtung, so vermag ich die geistige Not aller Wesen zu heilen.»

Entschlossen trat Gotama aus dem Palast in die Dunkelheit, um sich auf die Suche nach Erleuchtung zu begeben. Am nächsten Morgen tauschte er seine seidenen Gewänder gegen die abgerissenen Lumpen eines Waldbewohners ein und schor als symbolischen Akt für seinen Verzicht auf die Liebe seine üppige Lockenpracht mit dem Schwert. (Langes Haar galt als Zeichen sexueller Vitalität.) Dann wies er Chandaka an, zum Palast zurückzukehren und zu berichten, daß Gotama von nun an ein Pilger sei, der geschworen habe, sich nie mehr sinnlichen Genüssen hinzugeben.

Bei seiner Rückkehr fand Chandaka den ganzen Palast in Aufregung über den Verlust des geliebten Prinzen. Als man ihr von Gotamas Entschluß zu fliehen berichtete, schlug Yashodharā sich an die Brust, zerriß ihre Kleider, warf ihren Schmuck und ihre Edelsteine von sich und klagte herzzerreißend:

> Er sagte, er wolle den Dharma praktizieren, doch wie kann er das, wenn er mich, seine treue Gattin, verläßt? Kennt er nicht den alten Brauch, die Gefährtin in die Hauslosigkeit mit sich zu nehmen? Er gehorcht nicht dem Dharma, was meine Person betrifft, das ist sicher. Bin ich nicht gut genug? Selbst wenn er fände, was er sucht, gibt es keinen Grund, mich und unseren neugeborenen Sohn, ein Kind, das nie auf dem Schoß seines Vaters geschaukelt werden

wird, im Stich zu lassen. Wie hartherzig und grausam er ist – ist denn mein Wunsch, immer bei ihm zu sein, etwas Unrechtes?[29]

Und sie weinte weiter:

Zwei Menschen liebten einander:
Er war mein Glück, meine einzige Freude.
Sein Antlitz strahlt wie der Mond,
und seine Gestalt ist ohnegleichen.
Ohne ihn ist mein Reichtum nichts als Asche.
Ganz allein auf dem Lager, das wir einst teilten,
hat er mich zurückgelassen...
Von nun an werde ich essen und trinken ohne Genuß;
mein Haar wird verfilzt und schmutzig sein;
wie tragisch die gewaltsame Trennung zweier Liebender![30]

Chandaka tröstete die Königin, indem er ihr von Gotamas Entschluß, Erleuchtung zum Wohle aller zu erlangen, und von seinem Versprechen zurückzukehren, wenn er die gesuchten Antworten gefunden hatte, erzählte. Die Königin erholte sich schließlich ein wenig von ihrem Schmerz, und das Leben ging weiter.

Gotamas Suche nach Erleuchtung hatte begonnen.

Seinen ersten Aufenthalt nahm er in einem Hain, in dem sich Asketen versammelt hatten, um ihr Fleisch zu besiegen, damit die Seele von den Ketten des Leibes befreit würde. Die Asketen widmeten sich dem Leiden mit ebenso großer Hingabe wie die Bewohner in Gotamas früherem Palast ihren Freuden. Mit Wurzeln, wildem Gemüse, Samen, Baumrinde, Kuhdung und winzigen Wassertröpfchen hielten sie sich so eben am Leben. Wenn sie überhaupt bekleidet waren, dann in rauhe Tierhäute, Lumpen, härene Hemden oder Gewänder aus Pflanzen. Sie schliefen im Freien, auf Friedhöfen, in Höhlen oder auf Bäumen. Die grimmigen Asketen kasteiten sich auf jede nur erdenkliche Weise: Sie badeten nie, standen ohne Unterlaß im Wasser oder im Schlamm, starrten in die Sonne, saßen inmitten eines Feuerkreises, verharrten ewig in ein und derselben Stellung, rissen ihre Haare an der Wurzel aus oder – das andere Extrem – ließen es wachsen, bis es schmutzig und verfilzt war, und beschwerten es dann mit Ketten.

Gotama fand die Ansicht der Asketen, daß solche harten Bußübungen zu innerem Frieden führen würden, nicht überzeugend: «Wenn es nur des Leidens bedürfte, um zur Erlösung zu kommen, hätten selbst die primitivsten Geschöpfe schon vor Äonen Befreiung erlangt.» Als ihm die Asketen sagten, daß Tier-(und Menschen-)opfer zu höchsten Verdiensten führten, antwortete Gotama: «Unsinn! Aus der Verletzung anderer Wesen kann niemals etwas Gutes entstehen; jedes Opfer ist der vergebliche Versuch, die Götter zu bestechen.» Ebenso wies Gotama die Behauptung der Asketen zurück, daß das Ziel eines religiösen Lebens eine günstigere Wiedergeburt sei. «Nur auf die Erleuchtung in diesem Leib kommt es an», beharrte er.

Nachdem er die Asketen verlassen hatte, ging Gotama zu den Philosophen. Er begegnete amoralischen Nihilisten, die behaupteten, jegliche menschliche Moral und Güte seien ohne Nutzen, dann den Materialisten, die verkündeten, daß das Dasein sinnlos und mit dem Tode abgeschlossen sei, und den Yogins, die einen ausgewogenen Bewußtseinszustand zwischen Sein und Nicht-Sein, Denken und Nicht-Denken propagierten. Weder die Materialisten noch die Spiritualisten befriedigten Gotama. Er spürte, daß beide Strömungen nur verzerrte Teilwahrheiten anzubieten hatten. Verwirrt, aber dennoch entschlossen wanderte er umher, bis er einen für einsame Meditation idealen Ort gefunden hatte. Dies war ein kleiner Weiler in der Nähe des lieblichen Flusses Nairañjanā und des Dorfes Uruvelā. Gotama sprach zu sich: «Dieser Fluß ist klar und sauber; Blumen, Früchte und grüne Kräuter wachsen im Überfluß, und die Vögel singen ohne Unterlaß. Dieser ruhige, friedliche Ort ist für meine Übungen vollkommen geeignet.»

Dort gelobte Gotama, zur vollkommenen Beherrschung seines Körpers und seines Geistes zu gelangen, indem er sich von allen physischen und geistigen Leidenschaften lossagte. Er saß in Meditationshaltung und unterdrückte angestrengt jeden Gedanken. Seine Konzentration war so groß, daß sein Körper selbst mitten im Winter schweißüberströmt war. Um seinen Geist weiter zu beruhigen, hielt Gotama für immer längere Zeitspannen den Atem an, bis sein Kopf fast explodierte. Er ging noch weiter und versuchte seinen Körper durch Fasten niederzuzwingen, während Bremen, Mücken und andere Insekten sich an seinem Fleisch labten. Gegen Ende seiner sechsjährigen Fastenzeit war Gotama zum Skelett abgemagert, seine Gliedmaßen waren geschwärzte, knotige Stecken, seine Rippen steckten heraus wie Balken aus einem alten Schuppen, und sein Rückgrat konnte man von vorn greifen. Sein Kopf glich einem verschrumpelten Kürbis, seine Augen glänzten wie das Wasser am Boden eines nahezu ausgetrockneten Brunnens, und seine Haut hatte die Farbe von Leichenasche. Da an ihm nichts Menschliches mehr war, hielten die Dorfkinder ihn für einen Staubdämon und bewarfen ihn mit Abfall. Schließlich brach er zusammen und blieb wie tot liegen.

Langsam gewann Gotama das Bewußtsein zurück, schleppte sich zum Fluß und wusch sich die sechs Jahre Staub und Schmutz vom Leib. Ein Mädchen aus dem Dorf gab ihm eine Schale nahrhaften Pāyāsa, der den erschöpften Suchenden erquickte und wiederherstellte.

Pāyāsa, mit Milch gekochter Reis, der mit feinem Zucker und duftenden Gewürzen gemischt wird, ist eine besondere und teure Köstlichkeit. Das Akzeptieren dieser Speise von einer Frau zeigt, daß sich für Gotama der Kreis geschlossen hatte. Im Palast hatte er die erlesensten Delikatessen zu sich genommen; als Bettelmönch mußte er seinen Ekel unterdrücken und alle möglichen Reste verzehren, die man in seine Schale füllte. Er hatte sich fast zu Tode gefastet, nahm dann aber nahrhafte Speisen zu sich, um wieder physische und geistige Kraft zu erlangen. Gotama hatte hinsichtlich seiner Nahrung alle Empfindungen gehabt – von genüßlichem Entzücken bis zum Ekel, von Übersättigung bis fast zum Verhungern. Ebenso nahm er die Speise von einer lieblichen jungen Frau entgegen, ohne diese zu begehren oder vor ihrer Schönheit und erotischen Ausstrahlung zurückzuschrecken, weil er auf dem Gebiet der Sexualität jede mögliche Variante erfahren hatte – von zügelloser Ausschweifung[31] bis zu völliger Entsagung.

Nun da sich sein Körper und sein Geist im Gleichgewicht befanden, war Gotama in der Lage, einen letzten Befreiungsversuch zu unternehmen. Er bereitete sich einen bequemen Sitz aus weichem Gras im kühlen Schatten eines Baumes, wandte sich gen Osten, nahm die Meditationshaltung ein und ließ den Blick im leeren Raum ruhen. «Möge mein Leib austrocknen und mögen meine Haut, mein Fleisch und meine Knochen verdorren. Ich werde mich doch nicht von diesem Sitz rühren, bis ich zur Erleuchtung gelange!»

Zuerst mußte Gotama seinen inneren Dämonen der Furcht, des Abscheus, der Zweifel, der Verwirrung und Bosheit entgegentreten, verkörpert durch das schreckliche Heer von Māra, dem Bösen. Diese grauenhafte Horde bestand aus allen nur vorstellbaren Arten von entsetzlichen Ungeheuern und widerlichen Dämonen. Gotama hielt stand, und der erste Angriff der Teufelsarmee wurde siegreich zurückgeschlagen.

Sodann änderte der Böse seine Taktik. Māra befahl seinen drei Töchtern, Begierde, Unzufriedenheit und Lust, einen Liebeszauber zur wirken und Gotama zu verführen. Flugs zauberten die Drei Töchter einen Schwarm von Göttinnen herbei, die die zweiunddreißig weiblichen Listen beherrschten:

> Einige der Göttinnen trugen nur die Hälfte ihres Gesichts verschleiert; einige entblößten ihre vollen, gerundeten Brüste; einige lächelten ihm mit ihren perlenweißen Zähnen verführerisch zu; einige gähnten und streckten sich wollüstig; einige spitzten ihre rubinroten Lippen; einige musterten ihn mit schwülen Blicken; einige zeigten ihre halbbedeckten Brüste; einige trugen enge oder durchsichtige Gewänder, die die Rundungen ihrer Körper betonten; einige klirrten mit ihren Fußreifen; einige entblößten ihre üppigen

Schenkel; einige stolzierten mit exotischen Vögeln auf ihren Köpfen und ihren Schultern einher; einige warfen ihm Seitenblicke zu; einige gaben sich absichtlich zerzaust; einige spielten an ihren goldenen Miedern; einige bewegten sich verführerisch vor ihm auf und ab; einige tanzten und sangen; einige machten ihm schamlose Anträge; einige schwangen ihre Hüften wie Palmwedel im Wind; einige seufzten leidenschaftlich; einige schlenderten provozierend an ihm vorbei; einige entkleideten sich langsam vor ihm; einige ließen ihre Unterkleider sehen; einige näherten sich ihm von Wohlgerüchen duftend; einige hatten geschminkte Gesichter und trugen schaukelnde Ohrgehänge; einige stellten sich in geschickt drapierten Gewändern zur Schau; einige lachten fröhlich und erzählten erotische Geschichten; einige spielten unschuldige Jungfrauen, andere junge Bräute und wieder andere reife Damen; einige flehten ihn an, ihre Begierden zu stillen; einige ließen duftende Blumen auf ihn herabregnen.[32]

Die Mädchen sangen:

Es ist Frühling, die schönste aller Jahreszeiten.
Alle Bäume knospen, und die Blumen blühen.
Dies muß die Zeit der Freuden und der Liebe sein.
Auf der Höhe deiner Schönheit und Jugend –
so anmutig von Gestalt, so jung an Jahren –
ist es die Zeit, deinen Lüsten zu frönen.
Deine Suche nach höchster Weisheit ist schwer zu vollenden;
deshalb laß ab von ihr, und gib dich den Freuden hin.
Schau uns an, sieh unsere Schönheit und unseren Zauber –
unsere Leiber, so vollkommen gerundet, für die Liebe gemacht
unsere Locken, leuchtend von sattgoldnem nußbraunem
  Glanz,
hohe Stirnen und vollkommene Häupter,
unsere Augen so ebenmäßig und groß
wie die blaue Lotosblüte.

Unsere Nasen wie Papageienschnäbel gebogen,
die Lippen rot und strahlend wie Rubine,
ihre Farbe gleicht der erlesensten Koralle; und schau unsere schlanken Hälse,
die ach so weißen Zähne, sind sie nicht makellos?
Unsere Zungen, frisch wie die Blätter der Lotosblume;
lausche doch den sanften Zauberstimmen, die uns eigen sind, wohlklingend wie die der Götter selbst;
sieh unsere Brüste, so verführerisch, so weiß und lieblich!
Rund wie die Früchte des Granatapfelbaums!
Sieh unsere Taillen, so biegsam und schlank, wie der Griff des Bogens,
die Hinterbacken, breit und glänzend, von vollkommner Symmetrie,
gerade wie die geschwungene Stirn des Elefantenkönigs;
unsre Flanken, so weich und weiß und voll Grazie,
schmeichelnd wie ein Elefantenrüssel;
schau unsere Beine, so wohlgeformt, so gerade und zum Knöchel sich verjüngend,
und sieh, wie voll und rundlich unsere Füße sind,
rötlich-weiß die Farbe, wie die schimmernde Lilienblüte.
Sind unsre Leiber denn nicht schön und freudespendend?
Geziert mit all diesen Herrlichkeiten!
Die Finger spielen voll Geschick alle Instrumente,
unsere Stimmen erklingen in holdem Gesang,
die Füße, ausgebildet im Tanz, erfreuen ein jedes Herz,
unser Anblick beglückt selbst die Götter.
Wie unsterblich verliebt sie sind!
Und du? Warum fühlst nicht du dies Entzücken?
Warum begehrst du diese Freuden nicht?
Wie ein Mann, der einen Schatz von Gold und Edelsteinen findet,
doch alles verschmäht und weit fortgeht,
weil er das Glück des Reichtums nicht erkennt,
so bist auch du, dein Herz scheint völlig abgewandt!

Nichts bedeuten dir die Freuden der Liebe und das Vergnügen,
du sitzt da, ungerührt und mit dir selbst beschäftigt –
Welche Verschwendung!
Genieße die irdischen Freuden und Wonnen!
Das Nirvāna und den Pfad der Weisheit heb für später auf![33]

Als Gotama nicht nachgab, stimmten die Drei Töchter eine andere Tonart an: «Die Vorlieben der Männer sind verschieden. Laßt uns statt der Leiber sechzehnjähriger Göttinnen die Gestalt von Frauen annehmen, die zweimal geboren haben, von Frauen in reiferem Alter und sogar die von alten, grauhaarigen Weibern.»

All diese spektakulären Verführungskünste, die süßesten, die einem Mann dargeboten werden können, zeigten keinerlei Wirkung. Er tat sie als Schaum und Wasserblasen ohne jede Substanz ab, deren Lust so kurzlebig ist wie ein Blitz oder ein herbstlicher Schauer. Gotama sagte zu den Drei Töchtern: «Ich bin nicht länger Sklave meiner Leidenschaften und Begierden, dieser mit Honig bestrichenen Rasierklingen, die den Geist gefangensetzen und zu Fieber, Schmerz, Verdruß und Verzweiflung führen. Mein Körper ruht, und mein Geist ist befreit.»

Die Drei Töchter mußten voll widerwilliger Bewunderung aufgeben. Untereinander waren sie sich einig, daß jeder andere Mann zweifellos nachgegeben oder bei dem Versuch, einem solchen Angriff zu widerstehen, den Verstand verloren hätte.[34] Nachdem er der mörderischen Großoffensive durch das Dämonenheer und die Lüsternen Drei Töchter die Stirn geboten hatte, wehrte Gotama die übrigen vergifteten Pfeile Māras wie Langeweile, Hunger und Durst, Gier, Trägheit, Feigheit, Unsicherheit, Bosheit, Eigensinn, Ruhm und Glanz mühelos ab.

Da er sich nun völlig aller lästigen Begierden, beschränkter Gedanken und zahlreicher anderer Ablenkungen entledigt hatte, war Gotama eines Nachts bereit, der Absoluten Wahrheit zu begegnen. Zuerst durchlief er die vier Stadien der Meditation: Beobachtung und Reflexion, reine Sammlung, erwecktes Gewahrsein und vollkommenes Gleichgewicht. Später in derselben Nacht durchschaute er das innere und äußere Wirken des Universums; dann durchlebte er intuitiv das gesamte Spektrum des Daseins; als nächstes, nachdem er den Ursprung der kosmischen Unruhe kontempliert und einen Weg, sie auszuschalten, gefunden hatte, erkannte Gotama «was ist». Als der Morgenstern aufging, war er ein Buddha, ein «Erwachter». «Ein abgeklärter Leib mit einem befreiten Geist – ohne Verlangen, achtsam und losgelöst, ruhig und unerschütterlich.» Eine Schrift erklärt, daß die Erde bei Gotamas Erleuchtung wie eine Frau auf den Höhen der Lust erzitterte – ein allumfassender kosmischer Orgasmus, der das menschliche Bewußtsein veränderte.[35]

Nachdem er neunundvierzig Tage selig im Nirvāna geweilt hatte, kehrte Buddha in die Welt zurück, um seine Botschaft zum Wohle aller zu verkünden. Aus eigener Erfahrung wußte er, daß Weisheit nicht übertragbar ist, aber er hoffte, anderen den Weg weisen zu können, indem er ihnen zu einer Methode verhalf, die Befreiung ermöglichte. Buddha lehrte an vielen Orten landauf, landab, bis er mit achtzig Jahren starb. «Alles vergeht. Schult euch voller Eifer. Verlaßt euch nur auf euch selbst, auf niemand anderen», lauteten seine letzten Ermahnungen.

Eine der Bedeutungen des Wortes Nirvāna ist «ausgelöscht». Bei Gotama Buddha waren die sexuellen Erfahrungen offenbar mit seiner Erleuchtung getilgt worden, und die Begierden konnten ihn nicht mehr entflammen. Sein Leben als Prinz war in der Hauptsache von sexueller Ausschweifung bestimmt gewesen, während Abstinenz sein Leben als frommer Pilger geprägt hatte. Als Buddha hatte er jedoch beides überwunden. In allen Schriften wird Buddha als die ganzen fünfundvierzig Jahre seines Wirkens hindurch völlig unbeirrt von sexuellen Wünschen oder Gefühlen geschildert. «Alle Freuden der Menschen, alle Freuden der Götter machen verglichen mit den Wonnen des Nirvāna nicht einmal den sechzehnten Teil aus», soll er verkündet haben.[36]

Nach seiner Erweckung, so wird berichtet, waren seine Geschlechtsteile häufig verhüllt und stellten somit keinen Anstoß und keine Gefahr dar.[37]

Kurz nach seiner Erleuchtung unternahmen die Drei Töchter Māras noch einen letzten Versuch, Gotama Buddha zu betören. Sobald sie aber in der Verkleidung ergötzlicher junger Schönheiten vor ihm erschienen, wurde das wollüstige Trio augenblicklich in verhutzelte alte Weiber verwandelt. Sie mußten in diesem Zustand verbleiben, bis Buddha ihnen großmütig vergab und den Zauber aufhob. «Ihn, der jenseits der Versuchung steht, vermögt ihr nicht zu versuchen», schalt er sie.[38] Während seiner späteren Laufbahn bemühten sich Buddhas Rivalen auf ähnliche Weise, ihn mit Hilfe von Mädchen zu Fall zu bringen – ohne Erfolg. Er verschmähte die Angebote der mächtigsten Könige, ihm ihre Töchter zur Frau zu geben. Durch seine langen Jahre als Lehrer kam Buddha mit den verschiedensten Frauen in Berührung, darunter die berühmtesten Kurtisanen seiner Zeit, aber er behandelte sie alle wie «Mütter, Schwestern oder Töchter», weder bezaubert noch abgestoßen vom anderen Geschlecht. Buddha hielt sein Versprechen und kehrte zurück, um seine Königin Yashodharā und ihren Sohn Rāhula zu sehen. Yashodharā legte einen bemerkenswerten Stolz an den Tag und weigerte sich, ihrem ehemaligen Gatten bis zum Palasttor entgegenzugehen und ihn dort zu begrüßen. «Wenn er wirklich edel ist», erklärte sie ihrem Schwiegervater, dem König, «wird er zu mir kommen. Sodann werde ich ihm meine Achtung erweisen.» Und Buddha tat wirklich den ersten Schritt.[39]

Yashodharā, in leuchtende Gewänder gehüllt und mit Edelsteinen geschmückt, machte einen letzten Versuch, Gotama zurückzugewinnen, aber es war zu spät. Frommer Überlieferung nach traten Yashodharā und Rāhula Buddhas Orden der Ehelosen bei, und wenn sie nicht gestorben sind, leben sie noch heute. Es gibt jedoch auch Belege dafür, daß Yashodharā unversöhnlich blieb und Buddha sein plötzliches Verlassen des ehelichen Lagers nicht vergeben konnte.[40]

Betrachtet man die Geschichte Gotamas unter allegorischen Gesichtspunkten, wird deutlich, daß sie Extreme schildert. Im Palast hatten Gotama alle erdenklichen physischen Annehmlichkeiten zur Verfügung gestanden (Sex an erster Stelle). Dieser äußerste Luxus konnte ihm jedoch keinen inneren Frieden schenken. Im Gegenteil, Gotama entdeckte, daß die Genußsucht ein tödliches Narkotikum ist, das im Endeffekt Körper und Geist zerstört. Von diesem Extrem ging Gotama zum nächsten über. Er scheute jegliche Stimulierung und unterdrückte rücksichtslos alle sinnlichen Gefühle oder Gedanken. Die Welt der Phänomene auszuschließen, sich selbst jede Bequemlichkeit und Freude zu versagen und in einem Schwebezustand zu verharren, war sein Ziel. Aber auch diese Methode führt zur Zerstörung – eine Erkenntnis, die Gotama fast das Leben kostete.

Nachdem er in beide Extreme eingetaucht war, erkannte Gotama den Mittleren Weg, einen gemäßigten Pfad, der sicher zwischen den Polen alles verzehrender, feuriger Leidenschaft und den kalten Tiefen asketischer Selbstkasteiung hindurchführt. Buddha fuhr zwar fort zu essen und seine Nahrung als eine Medizin, die zur Erhaltung des Körpers notwendig ist, zu sich zu nehmen, verzichtete aber völlig auf Sex. Buddha, der seine Sexualität als Prinz Gotama ausgelebt hatte, repräsentiert einen Zustand jenseits von physischem Verlangen. *Bud* («erwachen»), die Wurzel des Wortes «Buddha», ist Neutrum, ein geschlechtsloser Zustand. In dieser Hinsicht steht Buddha weit über den Göttern, denn früher oder später korrumpieren die Wonnen des Paradieses seine Bewohner, und sie geraten wieder in den Strudel des Samsāra.

Wenngleich Buddhas erhabene Asexualität auch als höchstes menschliches Ziel galt, konnten – oder zugegebenermaßen wollten – nur wenige es erreichen. Die Problematik der Sexualität und der Umgang mit ihr bleibt für alle Generationen von Buddhisten ein heikles Thema.

2. Löscht die Flammen: Sexualität und die puritanischen Älteren

Eine der ersten und flammendsten Darlegungen Buddhas war die «Feuerpredigt». «Alles brennt...brennt mit dem Feuer der Leidenschaft, des Hasses und der Verblendung. Erst wenn die Flamme der Leidenschaft erlischt, sind wir erlöst.»[1]

Sexualität, «die Flamme der Leidenschaft», ist die vitale Triebfeder und der primäre Ausdruck von Verlangen, der «Durst», der das Chaos, die Unruhe und das Leiden hervorbringt, die die Welt heimsuchen. Es sind vor allem die Fallstricke der sinnlichen Begierden, die uns enger und enger an das Rad des irdischen Lebens fesseln – die Vereinigung, symbolisiert durch ein kopulierendes Paar, bildet das Mittelglied in Buddhas zwölfgliedriger «Kette des Entstehens in Abhängigkeit». Die Liebe ist ein wütendes, sengendes Feuer, das mit zerstörender Hitze aufflackert und die Gebäude der erlösenden Selbstbeherrschung verzehrt.

Wie für eine Motte,
die im Feuer verbrennt,
gibt es für die in Leidenschaft Entbrannten
keine Rettung.[2]

Durch ihre sinnliche Färbung produziert Sexualität schlechtes Karma. Sie stellt eine negative Kraft dar, die einen unendlichen Fluß von Wünschen und Begierden freisetzt. Gewisse Buddhisten, die man als die puritanischen Älteren bezeichnen könnte, glaubten, daß der einzige Weg zu dauerhaftem inneren Frieden in der Negierung aller sexuellen Begierden und im Streben nach völliger Losgelöstheit liegt. «Die Intelligenz einer Person, ihre Fähigkeit zu Meditation und absoluter Konzentration spielen keine Rolle. Können die sexuellen Begierden nicht besiegt werden, gibt es keine Hoffnung auf Befreiung», erklärten sie.[3]

Die folgende Geschichte ist charakteristisch für diese Richtung:

Nicht lange nach seiner Erleuchtung begegnete Buddha auf der Straße einer großen Gruppe junger Männer. Sie fragten ihn: «Ehrwürdiger Herr, habt Ihr eine Frau hier entlanglaufen sehen?»

«Warum sucht ihr sie?» begehrte der Buddha zu wissen.

«Wir haben einen Ausflug mit unseren Gattinnen unternommen und für einen unserer unverheirateten Freunde eine Kurtisane eingeladen, doch als wir nicht achtgaben, ist sie mit unserem ganzen Geld entflohen.»

«Was ist wichtiger, glaubt ihr», fragte Buddha, «ein Weib zu suchen oder euer Selbst?»

Und als sie höflich «das Selbst» zur Antwort gaben, hieß Buddha sie niedersitzen und predigte über die tödlichen Fesseln der Begierde und den Wert der Losgelöstheit. Beeindruckt kehrten die jungen Männer der Welt den Rücken und schlossen sich dem Orden der Ehelosen an.[4]

Der puritanische Buddha warnte seine Mönche: «Vor allem anderen wird der Mann zum Sklaven durch die Frau. Ihre Gestalt, ihre Stimme, ihr Duft, ihre Anziehungskraft und ihre Berührung betören das Herz des Mannes. Haltet euch unter allen Umständen von den Frauen fern.»[5]

Einst meditierte ein Mönch in einem abgelegenen Hain. Eine Kurtisane wartete zufällig in seiner Nähe auf ein Rendezvous. Als ihr Kunde nicht kam, beschloß sie, statt dessen den Mönch zu versuchen, und entkleidete sich vor ihm. Der Mönch wurde «von Erregung durchflutet», aber Buddha errettete ihn. Er erschien als Vision und ermahnte den Mönch: «Wahre Glückseligkeit entsteht nicht aus Leidenschaft; wahre Glückseligkeit muß frei von Begierde sein.»[6]

Viele von Buddhas Anhängern konnten jedoch von ihren Liebsten nicht lassen: «Wie können wir uns von jenen abwenden, die schön an Gestalt sind und wundervoll zu berühren, wo doch alles an ihnen so herrlich und freudespendend ist? Wie können wir sie zurückweisen, wenn sie uns flehende Blicke zuwerfen und unsere Herzen erobern?»[7] Andere beharrten: «Das Glück ist in den weichen Armen einer jungen Frau zu finden.»[8]

Buddhistische Texte bieten zahlreiche Mittel an, die die Sucht nach den fleischlichen Genüssen zu lindern vermögen. Am wirksamsten ist die Meditation über die Widerlichkeit des Leibes, eine Strategie, die Gotama selbst erfolgreich angewendet hatte, als die Töchter Māras ihn versuchten.

Ach Schönster! Unsere Gesichter sind hell wie der Mond.
Schau uns an, strahlend wie die Lotosblüten.
Sieh nur unsre makellosen, weißen Zähne,
weder im Himmel noch auf Erden gibt es unseresgleichen.
So komm doch, genieß das Beste, flieh uns nicht.
Werde eins mit uns![9]

Buddha gab kühl zur Antwort:

Ein schöner Schein,
doch von den Scheiteln
bis zu den Sohlen
seid ihr nichts als Säcke von Haut,
gefüllt mit Blut, Eiter und Schmutz.[10]

Buddha soll gewisse Leute[11] in einer mit Kadavern übersäten Leichengrube unterrichtet haben: Manche Leichen sind schon durch die Verwesung schwarz und aufgedunsen, an anderen haben bereits Krähen, Raben und Geier gepickt oder Hunde und Schakale genagt, bei einigen ist das Fleisch abgefallen und andere sind zu Staub verrottet. Der Leib ist in Wahrheit nur ein Geschwür mit neun klaffenden Wunden voller verschiedenster ekelhafter Unreinheiten. Auch die lieblichste Frau und der stattlichste Mann verfallen eines Tages zu gebrechlichen, runzligen, kahlköpfigen, zahnlosen Wracks mit fleckiger Haut und werden dann zu Grabe getragen. Seid der Vergänglichkeit und Verderbtheit des Leibes stets eingedenk und laßt ab von der bestrickenden Sinnenfreude. Erst dann werdet ihr fähig sein, reine Verzückung, ungetrübt von Begierden und Bindungen, zu erfahren. Wahrlich, die Glückseligkeit der Befreiung vom Verlangen ist zehnmal größer als alle Freuden dieser Welt zusammengenommen.

Die folgende grausige Geschichte erzählt von einer äußerst bitteren Medizin für liebeskranke und rückfällige Schüler:

Shrimā, die bezauberndste Kurtisane von Rājagaha, verteilte großzügig die feinsten Speisen, wenn die Bettelmönche ihre tägliche Runde machten. Ein junger Mönch verliebte sich auf den ersten Blick und bis zum Wahnsinn in sie. Als er ins Kloster zurückkehrte, verzehrte er sich nach ihr und verweigerte die Nahrung. In dieser Nacht starb die Kurtisane ganz plötzlich.

Buddha befahl, den Körper Shrimās nicht zu verbrennen, sondern draußen in die Leichengrube zu legen. Der Leichnam sollte bewacht werden, damit er nicht von wilden Tieren gefressen würde. Am vierten Tag begann der bereits von Maden übersäte Kadaver, sich aufzublähen und in triefende Fäulnis überzugehen. Sodann hieß Buddha den König, die Bewohner der Stadt herbeizuzitieren, damit sie einen letzten Blick auf Shrimā würfen. Nachdem sich die Menge um den verwesenden Leichnam versammelt hatte, rief Buddha: «Wer zahlt eintausend Goldstücke [ihr früherer Preis] für eine Nacht mit Shrimā? Fünfhundert? Zweihundert? Einhundert? Fünfzig? Zehn? Eins? Einen einzigen Pfennig?»

Kein Freier meldete sich.

Der liebeskranke Mönch war unterdessen totenblaß geworden, und es würgte ihn bei diesem Anblick. Buddha schloß: «Seht diesen Leib, entstellt und verderbt, eine abscheuliche Masse aus Wunden und Maden, verachtet und verschmäht. Nichts hat Bestand, alles vergeht.»[12]

Die Unvollkommenheit und Verderbtheit des Leibes ist ein immer wiederkehrendes Thema der puritanischen Buddhisten. Der japanische Mönch Kūkai gibt eine recht poetische Darstellung von der Flüchtigkeit des menschlichen Daseins und der Erbärmlichkeit des Körpers:

> Auch die lieblichste Maid versinkt am Ende in den Tiefen der Erde, und selbst ein Kaiser verflüchtigt sich eines Tages wie Rauch. Die feinen Brauen einer schönen Frau verlieren sich wie der Nebel, und ihre einst blitzenden Zähne verfaulen, sie sind nicht dauerhafter als der Tau. Früher oder später werden die Augen des reizendsten Mädchens zu kleinen Sümpfen und ihre Ohren zu hohlen Löchern, durch die der Wind pfeift. Ihre rosa Wangen werden ein Schmaus der Fliegen, die üppigen Lippen ein Fraß der Krähen. Ihr einst bezauberndes Lächeln ist nicht mehr zu erkennen am verwitterten Skelett. Im Leben mag sie die begehrteste aller Frauen gewesen sein; im Tode will sich niemand dem verwesten Leichnam nähern. Ihr herrliches schwarzes Haar verwirrt sich im Unkraut, und ihre anmutigen Arme sind von Moder bedeckt. Ihren süßen Duft hat der Wind für immer davongetragen.[13]

Einer Frau, die übermäßig an ihrer äußeren Erscheinung hing, beschwor Buddha die Vision eines Mädchens, schöner als es sich irgendein Sterblicher vorzustellen vermochte. «Schau sie an», befahl Buddha der eitlen Frau. Sie sahen zu, wie er das schöne Phantombild altern ließ – zuerst war sie eine 16jährige Jungfrau, dann eine 20jährige Braut, als nächstes junge Mutter, dann reife Matrone, hinfälliges altes Weib und schließlich ein verwesender Leichnam, aus dem Eiter sickerte, der mit Würmern bedeckt war und an dem die Hunde und Schakale rissen. «Hüte dich vor der Leere der Äußerlichkeiten; hänge nicht an deinem Leib, der nichts weiter ist als ein mit Fleisch und Blut gefüllter Knochensack.»[14]

Auch wenn die Methoden ähnlich rauh sind, endet die folgende Geschichte ein wenig positiver: Einer lasterhaften Kurtisane war zu Ohren gekommen, daß ein bestimmter Mönch besonders gut aussah. Er hingegen schlug ihre wiederholten Einladungen aus, sie zu besuchen und in der buddhistischen Lehre zu unterweisen. Die Kurtisane ermordete nun irgendwann einen ihrer Gönner und wurde entlarvt. Man spießte die zum Tode durch das Abschlagen der Gliedmaßen Verurteilte auf einem Pfahl auf. Nachdem ihre Hände, Füße, ihre Nase und ihre Ohren abgehackt worden waren, erschien der Mönch an ihrem Marterpfahl. «Warum seid Ihr nicht zu mir gekommen, als ich noch schön war?» rief sie unter großen Schmerzen aus. «Damals hätte mich Eure große Schönheit gewiß versucht», gab der Mönch ehrlich zur Antwort. Sodann hielt er eine Predigt über die Gesetze der Vergänglichkeit – Wahrheiten, die die Kurtisane jetzt nur zu gut begriff. Mit ihrem letzten Atemzug gewahrte sie das «reine Auge des Dharma», und Erlösung wurde ihr zuteil.[15]

Zur Lieblingsbeschäftigung Māras, des Bösen, gehörte es, sich in eine atemberaubende Schönheit zu verwandeln, wenn Buddha oder einer seiner älteren Jünger vor einer größeren Menschenmenge sprachen. Nachdem das wollüstige Geschöpf jedermanns Aufmerksamkeit auf sich gelenkt hatte, machten die Buddhisten sie ihr wieder streitig, indem sie die Versucherin in ein grausiges Skelett verwandelten.[16] Einmal begegnete ein Mönch einer wunderschönen Tänzerin. Nachdem sie sich völlig entkleidet hatte, verlangte er: «Und nun lege deine Haut ab!»[17]

Doch bei einigen wahrhaft Verblendeten wirkte nicht einmal die Schocktherapie.[18] Buddhas Halbbruder, der schöne Nanda, schlug alle Warnungen des Meisters bezüglich der Gefahren sexueller Verstrickung in den Wind und blieb hoffnungslos verliebt in seine zukünftige Braut. Buddha, der um das Seelenheil des Bruders besorgt war, ließ Nanda deshalb vor der Hochzeit entführen. Andere mochten dem Orden der Ehelosen zugeströmt sein, jedoch Nanda wollte nichts davon wissen und versuchte, den Klauen der Getreuen Buddhas zu entkommen. Schließlich zauberte Buddha ihn in Indras Himmel und machte ihn mit den Nymphen aus dem Paradies bekannt. Nanda mußte zugeben, daß seine Verlobte sich nicht mit diesen himmlischen Maiden messen konnte. «Wie kann ich hier wiedergeboren werden?» fragte er. Buddha erklärte ihm, daß diese verführerischen Freuden jenen vorbehalten seien, die sich am besten benahmen. In der Hoffnung, die atemberaubend schönen Mädchen wiederzusehen, ergab sich Nanda dem religiösen Leben. Schließlich, so wird berichtet, überwand Nanda seine nichtige Begeisterung für die weibliche Schönheit – die irdische und die himmlische – und wurde ein vorbildlicher Mönch.[19]

Einst verstarb ein tugendsamer Mönch beim Meditieren und wurde mit einer Wiedergeburt im Paradies belohnt. Als ein Schwarm himmlischer Jungfrauen ihn willkommenhieß, rief er aus: «Das will ich nicht! Ich will das Nirvāna!»[20]

Zuweilen wird dem puritanischen Buddha auch größeres Mitgefühl für die Zwangslage der «von Leidenschaft gebeutelten» Mönche zugeschrieben. Ein Mönch hatte sich hoffnungslos in eine Frau von außergewöhnlicher Schönheit verliebt, der er auf seinem Bettelpfad begegnet war. Sie beherrschte alle seine Gedanken, und er begann, «von Liebespfeilen durchbohrt und krank vor Begierde» dahinzusiechen. Seine Mitbrüder schalten ihn unbarmherzig: «Einst ruhtest du in ihr, und deine Stirn war heiter, jetzt schau dich an! Es ist ein großes Privileg, die buddhistische Lehre als Mitglied des Ordens hören und ausüben zu dürfen. Also warum bist du dem fleischlichen Verlangen erlegen? Solche gemeinen Leidenschaften führen nur zu Elend und Verzweiflung. Schließlich werden sie dich vernichten. Wir dachten, du wüßtest das!»

Der verliebte Mönch mochte es wohl wissen, aber nichtsdestoweniger blieb er liebeskrank, und man brachte ihn zu Buddha.

Als Buddha von seiner Not hörte, empfand er Mitleid. «Im Augenblick bist du vielleicht im Banne eines starken Verlangens, aber wenn du deine Gedanken beherrschen und deine edle Aufgabe im Auge behalten kannst, wird deine Leidenschaft erkalten, und du wirst dich keines unziemlichen Verhaltens schuldig machen.» Darauf erzählte Buddha diese Geschichte aus einem seiner früheren Leben: «Ich war König, und in meinem Reich gab es ein Mädchen, das so schön war wie eine himmlische Nymphe – sie berauschte jeden Mann, der sie erblickte. Als ich sie das erste Mal sah, wurde ich von wahnsinniger Leidenschaft ergriffen, wiewohl sie die Gattin meines getreuen Oberbefehlshabers war. Ich lag auf meinem königlichen Lager, vermochte weder am Tag noch in der Nacht Schlaf zu finden und seufzte:

> Wann wird dies Mädchen mit der schmalen Taille und den vollen runden Brüsten mich in ihre weichen Arme nehmen, und mich fest umschließen wie eine Rebe?»

Der Oberbefehlshaber bot dem König großmütig seine Frau an, um zu verhindern, daß sein Herr an Liebeskummer starb. Glücklicherweise erwachte der König aus seinem Liebestaumel und befreite sich von seiner Vernarrtheit, da er sich seiner geheiligten Verpflichtung als Herrscher erinnerte. Die Moral der Geschichte war, daß der Mönch desgleichen tun sollte.[21]

In einer ähnlichen Geschichte erzählt Buddha vom Leben eines Yogin, der stolz auf seine Beherrschung von Körper und Geist war. Der König der Provinz, in der der Yogin lebte, war von der Selbstbeherrschung des Asketen beeindruckt und machte den Yogin zu seinem persönlichen Guru. Als der König eines Tages abwesend war, kam die Königin herunter, um das tägliche Speiseopfer darzubringen. Sie war frisch gebadet und geschmückt. Plötzlich, als sie sich erhob, um ihn zu begrüßen, rutschte ihr aus Versehen das Gewand herunter. Der Yogin wurde von Begierde entflammt, und «die Kobra der bösen Leidenschaft» erhob sich in ihm. Verzückt stolperte der

Yogin aus dem Palast. Die ganze nächste Woche konnte er nur an eines denken: «Was für eine Frau! Welch liebliche Hände und Füße! Ihre vollen Brüste, ihre üppigen Hüften und Schenkel! Wie ich sie begehre!» In einer Version der Geschichte erliegt der Yogin tatsächlich dem Zauber der Königin und liebt sie leidenschaftlich, bevor er nach Rückkehr des Königs wegen seines schamlosen Verhaltens davongejagt wird. Zuletzt kehrt der Yogin in die sicheren Gefilde des Himālaya zurück, weit entfernt von den Versuchungen der Welt.[22]

Frauen, so warnt der puritanische Buddha an anderer Stelle, sei niemals zu trauen. In einem seiner früheren Leben erfreute sich der zukünftige Buddha täglich der Dienste der vornehmsten Kurtisane in der Stadt und entlohnte sie jedesmal mit tausend Goldstücken. Eines Tages hatte er seine Geldtasche vergessen. Da ließ ihn die Kurtisane hinauswerfen – ungeachtet der Tatsache, daß er ihr über die Jahre ein Vermögen verschafft hatte. Er erklärte die Frauen für undankbar und treulos, entsagte der Welt und suchte tief im Walde seine Zuflucht.[23]

Doch selbst in einer Gebirgsklause muß man wachsam sein. So kam ein Asket auf höchst wundersame Weise zu einem Sohn: Beim Bade ergoß sich etwas von seinem Samen ins Wasser. Der Samen vermischte sich mit dem Wasser und wurde von einer Hirschkuh verschluckt, die wie durch ein Wunder empfing. Der Asket erzog den so gezeugten Knaben in den Bergen, und der Kleine wuchs heran, ohne zu wissen, daß es weibliche Wesen gab. Kurzum, ein Mädchen aus der Stadt wurde ausgeschickt, um den Knaben zu verführen. Als er es arglos in die Einsiedelei einlud, zeigte das Mädchen ihm seine «Wunde». «Ein wildes Tier hat mein Geschlechtsteil abgerissen», erklärte es. «Die Wunde ist sehr tief und juckt schrecklich. Wenn du mir helfen willst, zeige ich dir die beste Art, sie zu kratzen.» Kurz nachdem das Mädchen wieder gegangen war, kehrte der Vater des Jungen zurück und fragte, warum er die Hausarbeit nicht erledigt habe. «Ein anderer Knabe mit einem sehr seltsamen Körper hat mich besucht. Er hat mir gezeigt, wie man Doktor und andere Spiele spielt. Das hat mir so großen Spaß gemacht, daß ich meine ganzen Pflichten darüber vergaß.» Der Vater klärte ihn auf und nahm ihm das Versprechen ab, diese Dinge nie wieder zu tun, da die Lust für jeden Asketen ein Greuel sei.[24]

Andere buddhistische Legenden in diesem Stil sind einfache moralisierende Gleichnisse. Als die hinreißend schöne Königin Ubbarī starb, ließ der untröstliche König ihren Körper einbalsamieren und in seinem Gemach aufbahren. Der König nahm an, daß seine Gattin in himmlische Gefilde eingegangen war, aber als er Buddha diesbezüglich befragte, erklärte ihm dieser: «Nein, sie wurde wegen ihrer übermäßigen Eitelkeit als weiblicher Mistkäfer wiedergeboren. Auf Erden frönte sie ausschließlich ihrer Schönheit und ihrer Sinnlichkeit, ohne Verdienste zu erwerben, Almosen zu verteilen oder moralische Gebote zu beachten. Durch ihr hochfahrendes, prunksüchtiges Verhalten wurde sie als ein niederes Wesen wiedergeboren.»

Da der König sich weigerte, dies zu glauben, rief Buddha den Mistkäfer herbei und ließ ihn sprechen: «Ja, es ist wahr. Ich war einst Eure Königin, doch nun bin ich die Gefährtin dieses Mistkäfers vor mir. Ich liebe ihn und folge ihm überallhin.» Der König ließ ihren Leichnam am nächsten Tag entfernen.[25]

Einer ähnlichen Geschichte zufolge vergnügte sich die Königin Mallikā eines Tages mit ihrem Schoßhündchen im Bade. Der König wurde ungewollt Zeuge dieser Szene, aber der schlauen Königin gelang es, ihn zu überzeugen, daß er in Wahrheit einer optischen Täuschung aus Dampf und Schatten erlegen gewesen wäre. Die Königin starb, und der König befragte Buddha nach dem Ort ihrer Wiedergeburt. Nun war die Königin aber für die doppelte Sünde der Sodomie und des Betruges in die Hölle gekommen. Doch anstatt ihm eine offene Antwort zu geben, setzte Buddha seine magischen Kräfte ein und ließ den König den Grund seines Besuchs vergessen. Nachdem die Königin ihre Schuld eine Woche lang in der Hölle abgebüßt hatte, wurde sie in himmlischen Gefilden wiedergeboren, denn abgesehen von ihrem Fehltritt mit dem Hund war sie eine gute Buddhistin gewesen. Nun ließ Buddha den König seine Frage stellen und gab ihm eine ehrliche Antwort.[26]

Sex konnte sehr gefährlich sein. Als Buddha eines Morgens seinen Bettelgang machte, bemerkte er eine lebhafte Gruppe junger Fürsten aus der Umgebung, die dabei waren, herausgeputzt in ihrer ganzen jugendlichen Schönheit einen Ausflug in den Lustgarten zu unternehmen. Unter den Jünglingen brach ein Streit um ein bestimmtes hübsches Mädchen aus, und in der folgenden heftigen Auseinandersetzung schlugen sie einander fast tot. Buddha beobachtete, wie sie auf Bahren, zerschlagen und blutig, in die Stadt zurückgebracht wurden. «Wegen einer einzigen Frau ist es soweit mit ihnen gekommen. Aus der Lust entspringt das Leid...»[27]

Ein Mönch geriet einst versehentlich in das Schlafgemach einer Dame. Als er diese unbekleidet auf dem Bette liegen sah, zog er sich hastig zurück. Unglücklicherweise traf er an der Tür auf ihren Ehemann. Der Mönch, der natürlich des Schlimmsten verdächtigt wurde, erhielt eine ordentliche Tracht Prügel. «Gebet acht auf eure Schritte!» riet Buddha allen Bettelmönchen.[28]

Die folgende Fabel warnt vor den Gefahren des Übermuts: Ein Affe, das Symbol für unbeherrschte animalische Leidenschaft, betrat einst die Klause eines meditierenden Weisen und steckte seinen Penis in die erstbeste Körperöffnung des Weisen, nämlich in sein Ohr. Der Weise, tief in die Meditation versunken, rührte sich nicht. Später steckte der Affe sein Glied jedoch in das Maul einer schlummernden Schnappschildkröte, die sich auf einem Felsen sonnte. Als sie bemerkte, was geschah, schnappte die Schildkröte zu und zog sich in ihren Panzer zurück. Schreiend vor Schmerz, flehte der Affe den Weisen an: «Bitte hilf mir! Ich gelobe, nie mehr etwas Böses zu tun!» Nachdem er den Affen für sein schamloses Benehmen getadelt hatte, überredete der Weise die Schildkröte, ihn loszulassen. Klugerweise läuterte der Affe sich.[29]

Einige puritanische Gleichnisse schildern die Beschwernisse

des Ehelebens. Das Verlangen nach dem Beischlaf, nach Geliebten und Kindern wird mit schweren Ketten gleichgesetzt, die tausendmal stärker sind als eiserne. Wer klug und weise ist, kehrt den Begierden und der Liebe den Rücken.

So verliebte sich ein junger Einsiedler in ein rundliches Fräulein, das ihn von seinem Meister fortlockte. «Geh nur, mein Sohn», sagte der Meister, «aber vergiß die Ruhe und den Frieden nicht, derer du dich in dieser Klause erfreut hat.» Kaum hatte der Jüngling das Mädchen zur Frau genommen, als sie auch schon anfing, ihn herumzukommandieren. So hastete er wegen jeder Kleinigkeit, die sie benötigte, hin und her. Während seiner nie enden wollenden Botengänge und Aufträge, dachte der junge Mann bei sich: «Ich bin ja doch nur ihr Sklave!» Völlig erschöpft verließ er seine Frau und kehrte beschämt zu seinem Meister zurück. «Hier war ich glücklich, bis ich diesem zänkischen Weib begegnete. Mit ihren ewigen Forderungen trieb sie mich zum Wahnsinn. Wie bin ich froh, wieder hier zu sein.»[30]

Frauen, die buddhistische Nonnen wurden, hatten häufig ähnliche Ansichten über rüpelhafte Ehemänner, unerträgliche Schwiegermütter, undankbare Kinder und die angeblichen Freuden des Ehelebens. Sumedhā rasierte aus Protest gegen ihre Verlobung mit dem König ihr Haar und belehrte ihren zukünftigen Gatten dann über die Vergeblichkeit des irdischen Daseins. «Was bedeutet die Lust der Sinne, dieses wütende Feuer, wenn man das Nirvāna vor Augen hat? Sinnenfreude wird dich nur verbrennen!» Darauf ergriff sie die Flucht, um dem Orden der Ehelosen beizutreten.[31]

Eine Nonne erzählte einer Gruppe von Mitschwestern, die, nachdem ihre Männer auf dem Schlachtfeld den Tod gefunden hatten, dem Orden gemeinsam beigetreten waren, eine entsetzliche Geschichte. Die jungen Nonnen hatten Schwierigkeiten mit ihrem Keuschheitsgelübde. Sie befanden sich «in den Klauen der Begierde» und fühlten sich immer noch zu den Freuden der Liebe hingezogen. «Ich war mit meinem Mann und unseren beiden Kindern auf Reisen», berichtete ihnen ihre

Schwester. «Als ich eines Morgens erwachte, war mein Mann an einem Schlangenbiß gestorben. Sein Körper begann schon zu verwesen. Nachdem ich ihn begraben hatte, machte ich mich rasch auf den Heimweg, aber ich verlor meine beiden Kinder – das eine wurde von einem Fluß davongetragen und das andere von einem Wolf verschlungen. Als ich bei meiner Familie ankam, erfuhr ich, daß meine Eltern und die übrigen Verwandten in einer Feuersbrunst umgekommen waren. Ich verheiratete mich wieder, aber mein zweiter Mann war ein Trunkenbold. Als unser Kind geboren wurde, verfiel er in eine trunkene Raserei und zwang mich, den Säugling zu töten und aufzuessen. Bald darauf starb er, und ich wurde nach dortigem Brauch lebendig mit ihm begraben. Ein Grabräuber fand mich und machte mich zu seiner Konkubine. Er wurde gefangen und hingerichtet. Wieder wurde ich mit einem Leichnam begraben. Als ein Wolf das Grab aufscharrte, wurde ich gerettet. Schließlich erkannte ich Buddha und trat in den Nonnenorden ein.»

Es überrascht nicht, daß die jungen Nonnen, nachdem sie diese schaurige Leidensgeschichte gehört hatten, für immer von ihrer Sehnsucht nach dem Eheleben geheilt waren.[32]

Im allgemeinen waren es jedoch die Männer, die ihre Frauen verließen, um einem Orden beizutreten, aber es gibt auch Berichte, in denen der Spieß umgedreht wird. Als ein Mann seine Absicht, Mönch zu werden, kundtat, entgegnete seine Frau: «Dies ist auch mein langgehegter Wunsch.» Unter einem Vorwand gelang es ihr, das Haus vor ihm zu verlassen. Sie wurde zur Nonne geweiht und konnte ihrem Mann die Last der Kinderaufzucht aufbürden! (Allerdings wurde sie kritisiert, weil sie ihre Kinder im Stich gelassen hatte, ohne ihrem Mann zuerst das Kochen beigebracht zu haben.)[33]

Einige ideale Paare entsagten der Welt gemeinsam. Mahākāssapa zum Beispiel war von seinen Eltern zur Ehe gezwungen worden. Seine Braut war jedoch ebenfalls eine Anhängerin des puritanischen Buddhismus, und so legten sie gemeinsam die Gelübde ab. Zur Erinnerung an ihr Gelöbnis pflegten sie des Nachts eine Blumengirlande zwischen sich zu legen. Schließlich gelang es ihnen, offiziell in den Orden der Ehelosen aufgenommen zu werden.[34]

Zu Anfang war der Orden der Ehelosen sehr klein. Die gerade bekehrten Anhänger waren Buddha und seiner Lehre völlig ergeben. Doch schließlich entstanden Schwierigkeiten, und er war gezwungen, Ordensregeln einzuführen. Die erste Regel betraf – sehr menschlich – das Sexualleben.

Sudinna, der einzige Sohn eines reichen Kaufmanns, hatte der Welt den Rücken gekehrt und war in den Orden der Ehelosen eingetreten. Eines Tages kam Sudinna an seinem Elternhaus vorbei. Seine Eltern liefen heraus und flehten ihn an, sie nicht ohne Erben zurückzulassen – für eine indische Familie die größtmögliche Katastrophe. Sudinna weigerte sich, zu seiner Frau zurückzukehren, aber als seine Mutter sie zu ihm in den Wald brachte, in dem er lebte, und er sie in seinem Lieblingsgewand und zur Liebe bereit erblickte, erlag er der Versuchung. Er lag ihr dreimal bei. Die Häufigkeit der Umarmung läßt darauf schließen, daß Sudinna das Intermezzo genossen hatte. Voller Reue berichtete er jedoch später dem Buddha.

Buddha sprach darauf die strengen Worte: «Es wäre besser gewesen, wenn dein Penis in den Rachen einer schrecklichen Kobra oder in ein Loch mit glühenden Kohlen eingedrungen wäre als in den Schoß einer Frau.» Fürderhin galt die Regel, daß ein Mönch, der sich in irgendeiner Weise dem Beischlaf hingab, «gefallen» war und nicht länger der Gemeinschaft angehören konnte.[35] Der Koitus annullierte die Weihe und war «auf Lebensdauer»[36] verboten. Dem unglücklichen Sudinna blieb der Ausschluß erspart, da seine Übertretung stattgefunden hatte, bevor diese Regel aufgestellt worden war. (Übrigens wurde seine Frau schwanger – die Mutter hatte klugerweise die fruchtbaren Tage ihrer Schwiegertochter berechnet. Es heißt, Sudinnas Frau und ihr Sohn seien später beide in den Orden eingetreten.)

Das *Vinaya*, daß große Buch der Ordensregeln, das aus dieser und anderen Episoden hervorging, beinhaltet ein Kompendium über Sexualität und sexuelles Fehlverhalten.[37] Die zweite Eintragung nach dem Fall Sudinnas betrifft einen Mönch, der sich zu sodomitischen Zwecken eine Äffin hielt. Er wurde entlarvt, als die Äffin sich einer Gruppe Mönche näherte und sich, brav nach vorne gebeut, penetrieren lassen wollte. Die Mönche lauerten ihrem Besitzer auf und beobachteten, wie er zuerst seine Almosen mit dem Affen teilte und dann seine Gespielin bestieg. Als man ihn zur Rede stellte, entgegnete der Mönch, Buddhas Gebot gelte nur für Frauen und nicht für weibliche Tiere. Man erstattete Buddha Bericht, er verurteilte das Treiben des Mönchs und erließ eine Regel gegen den Geschlechtsverkehr mit Tieren.[38]

In der nächsten Eintragung wird eine Gruppe von Mönchen dafür getadelt, daß sie aßen, tranken oder badeten, soviel sie wollten, und zu allem Überfluß auch noch dem Geschlechtsverkehr frönten. Sie bettelten um Vergebung und jammerten: «Wir haben niemandem außer uns selbst geschadet.» Doch Buddha ließ dieses Argument nicht gelten und warf sie hinaus.[39]

Schließlich geht das Buch soweit, jegliche Penetration einer menschlichen (Mann, Frau, Hermaphrodit oder Eunuch), nichtmenschlichen (Dämonen oder Geister) oder tierischen Körperöffnung durch einen Mönch, und reiche sie auch nur so weit wie die Dicke eines Sesamkorns, als Grund zum Ordensverweis festzusetzen. Diese Regel konnte auch nicht durch den Verkehr mit Schlafenden, Betrunkenen, Wahnsinnigen oder Toten (das heißt Bewußtlosen) umgangen werden. Hatte sich ein Mönch beispielsweise an einen schlafenden Bruder herangemacht, war er des Ordens zu verweisen. Das Urteil über den anderen Beteiligten richtete sich nach dessen Einverständnis vor oder nach dem Akt.[40]

Der erste Teil des *Vinaya* endet mit einer wahrhaft absonderlichen (höchst erfindungsreichen) Liste von Beispielen sexueller Entgleisungen und Perversionen der Mitglieder des angeblich zölibatären Ordens. Es folgt eine Kostprobe: Es gab Brüder, die sich mit den ausgefallensten Kostümen verkleideten, um ihre Identität bei ihren Ausschweifungen zu verbergen; Mönche, die mit ihren Müttern, Töchtern oder Schwestern Inzucht begingen; ein akrobatischer Mönch, der an sich selbst eine Fellatio vornahm; ein Mönch mit einem so langen Penis, daß er mit sich selber Sodomie betreiben konnte; Mönche, die die offene Wunde eines Leichnams, eine Stuckdekoration, eine Holzpuppe, Leichen in verschiedenen Stadien der Verwesung, einen abgeschlagenen Kopf, die Knochen einer toten Geliebten, eine Drachenjungfrau, eine Fee, einen Geist oder eine Hirschkuh vögelten. (Zu beachten ist, daß diese Liste nur die Verstöße, die reuige Mönche zugegeben hatten, oder die Geständnisse von Überführten enthält.) Ein Mönch, dessen Geschlechtsteil «schadhaft» war, glaubte, er wäre vom Verbot des Geschlechtsverkehrs ausgenommen, da er kein Gefühl verspürte. Er hatte sich geirrt und bekam den Laufpaß. Ein Mönch, der einer gewöhnlichen Verführung erlag, wurde ausgestoßen, ganz gleich, ob seine Rolle aktiv oder passiv gewesen war, oder ob er in die Frau eingedrungen war oder nicht (denn schon das Bespritzen mit Samen galt als Verstoß).[41]

Im Falle der frommen Laienschwestern Suppabbā und Saddhā machte man jedoch einmal eine Ausnahme. Beide werden als treue Anhängerinnen des Erleuchteten geschildert, und beide waren der Ansicht, daß es die höchste Gabe einer Frau sei, Lust zu spenden. Sie pflegten für dieses Opfer (das aber eine Penetration offenbar nicht einschloß) die volle Verantwortung zu übernehmen. Die glücklichen Mönche, denen diese Spende zuteil wurde, kamen mit der milderen Strafe einer förmlichen Vorladung vor die Gemeinschaft davon (die gewöhnlich in einer angemessenen Buße mit Bewährung resultierte).[42]

Diese Bestrafung erhielt auch ein Mönch, der den Plan hatte, einer Frau beizuliegen, aber bei der ersten Berührung ein schlechtes Gewissen bekam.[43] Verblüffender ist diese geringe Strafe im Falle eines Bruders auf Abwegen, der mit seinem Daumen in ein junges Mädchen eindrang, das in der Folge starb (woran bleibt im dunkeln).[44]

Von der Anklage verschont blieben vergewaltigte Nonnen, Mönche, die von Frauen attackiert wurden, aber Widerstand leisteten, sowie Mönche und Nonnen, die von Außenstehenden zu sexuellen Handlungen gezwungen wurden oder Mönche, die nur vom Geschlechtsverkehr mit ihren ehemaligen Gattinnen oder Geliebten träumten.[45]

Ein großer Abschnitt gibt Vorfälle wieder, in denen schlafende Mönche mit einer unfreiwilligen Erektion von zufällig vorbeikommenden Frauen bestiegen werden. Ein Mönch mit einer besonders standfesten Erektion wurde das Opfer einer Gruppe von Parfümhändlerinnen, die ihn im Anschluß als einen Stier priesen. Nachdem er erwacht war, bemerkten die anderen Mönche den riesigen Fleck an seiner Kutte und denunzierten ihn. Er wurde jedoch nicht bestraft, da er während des ganzen Vorgangs geschlafen hatte. Allerdings ermahnte Buddha die Mönche, während sie schliefen, ihre Türen verschlossen zu halten, um solche Mißgeschicke zu vermeiden.[46]

Der zweite Abschnitt des *Vinaya* behandelt das Verbot des «Nehmens von Dingen, die nicht gegeben wurden», also den Diebstahl. Die meisten Eintragungen beziehen sich auf den Diebstahl von Nahrungsmitteln und anderen Besitztümern. Ein bedauernswerter Mönch entdeckte auf dem Bach, den er gerade überquerte, ein dahintreibendes Stück Schweinefleisch. Als er das Fleisch pflichtbewußt dem Metzger, der es verloren hatte, zurückgeben wollte, wurde er fälschlich des Diebstahls bezichtigt. Da er glaubte, sowieso aus dem Orden ausgestoßen zu werden, nahm er das Angebot einer Kuhhirtin an, sich mit ihr zu vergnügen. Beide Ereignisse wurden Buddha hinterbracht, und er verkündete folgenden Urteilsspruch: «Der Mönch war im Falle des Diebstahls unschuldig, hat aber einen sexuellen Fehltritt begangen, deshalb soll er ausgestoßen sein.»[47]

Der dritte Abschnitt des *Vinaya* beschäftigt sich mit dem Verbot des Tötens. Einer Eintragung zufolge lechzten einige heimtückische Mönche nach der Frau eines Laienbruders. Sie priesen die Freuden der herrlichen Belohnungen, die der Mann wegen seiner guten Taten zu Lebzeiten im Himmel erhalten würde und verführten ihn dazu, diese Genüsse ohne Aufschub zu probieren. Der Laienbruder fiel darauf herein und hatte sich bald zu Tode gefressen und gesoffen. Seine empörte Witwe erfuhr von der Verschwörung und klagte die Mönche bei Buddha an. Diese wurden des Mordes für schuldig befunden und des Ordens verwiesen.[48] Mönche, die Schwangeren abtreibende Mittel zur Verfügung stellten, wurden als Mörder verurteilt und ausgestoßen.[49] Mönche, die fruchtbarkeitsfördernde oder empfängnisverhütende Arzneien herstellten, die zum Tode der betroffenen Frauen führten, machten sich lediglich einer «bösen Tat» schuldig.[50]

Das nächste Sündenregister im *Vinaya* befaßt sich mit dem Lügen und nimmt kaum auf die Liebe Bezug. Der folgende Abschnitt über die Verstöße, die eine formelle Anklage vor einem Ordensgericht verlangen, ist hingegen voller sexueller Anekdoten. Wie im Anfangskapitel bezieht sich die erste Eintragung auf Sexualität: Ein verdrießlicher Mönch namens Seyyasaka hatte große Schwierigkeiten bei der Einhaltung des Zölibats. Seine sexuellen Frustrationen ließen ihn dünn, elend und gelbhäutig werden, und seine Adern traten hervor. Ein welterfahrener älterer Mönch sprach zu ihm: «Du siehst furchtbar aus. Wenn es dir besser gehen soll, mußt du essen, trinken und schlafen, soviel du willst, und außerdem masturbieren, um den sexuellen Druck auszugleichen.» Seyyasaka leistete dem Rat des Älteren mit Begeisterung Folge und war innerhalb kürzester Zeit ein neuer Mensch mit frischer Gesichtsfarbe und reiner Haut. Als die anderen Mönche ihn nach dem Grund für seine erstaunliche Genesung fragten, gab Seyyasaka sein Geheimnis preis. Aber anstatt eine ähnliche Kur aufzunehmen, fragten die Mönche angeekelt: «Ißt du mit derselben Hand, mit der du masturbierst?»

«Freilich», strahlte Seyyasaka.

Die Mönche schwärzten Seyyasaka an, und er mußte vor Buddha erscheinen. Seyyasaka erhielt eine strenge Predigt über die absolute Notwendigkeit, daß ein Mönch ohne Begierden und frei von allen Ketten lebe. Der irregeleitete Mönch wurde zwar nicht ausgestoßen, kam aber vors Ordenstribunal und mußte sich disziplinieren lassen.[51]

Mit Ausnahme derer, die feuchte Träume und vollkommen unfreiwillige Samenergüsse hatten, machten sich fürderhin alle, die ejakulierten, einer Missetat schuldig und wurden vor das Ordensgericht zitiert.

Als nächstes stellt das *Vinaya* eine absonderliche Liste der verschiedenen Arten von Ejakulationen auf.[52] Dazu gehören jene Ergüsse, die durch Selbststimulation, Stimulation von außen und eine Kombination von beidem, durch simulierten Geschlechtsverkehr (etwa das Auf- und Niederbewegen der Hüften in der Luft), durch einen Anfall von sexueller Begierde, durch den Druck beim Stuhlgang und/oder Urinieren, durch die Berührung des Windes und durch die Schwellung, die nach dem Biß eines Uccalinga-Käfers erfolgt, hervorgerufen werden. Es gibt Ejakulationen, die aus gesundheitlichen Gründen (wie bei Seyyasaka), aus physischer Lust oder für medizinische Zwecke ausgelöst werden, und solche, die als Spende, als «tugendhafte Tat», als religiöses Opfer, als Mittel zur Erlangung himmlischer Wonnen, um ein Ei zu befruchten oder als Experiment, um zu sehen, ob jemand die zehn verschiedenen Arten von Samen (schwarz, gelb, rot, weiß, takkafarben, wäßrig, ölig, milchig, sahnig und schaumig) hervorbringen kann, oder dem Vergnügen dienen. Alle diese vorsätzlichen Samenergüsse stellen Verstöße dar, die eine formelle Anklage vor dem Orden verlangten. Keine Entgleisung liegt jedoch vor, wenn der Mönch träumt, geistig zerrüttet oder wahnsinnig ist, an einer Krankheit leidet oder es sich um einen Novizen handelt.

Der übrige Teil dieses Abschnitts setzt sich mit dem Problem der vorsätzlichen und der unfreiwilligen Ejakulation auseinander. Wurde der Samenerguß vorsätzlich hervorgerufen, muß der Mönch bestraft werden; ist er aber unabsichtlich – durch einen Traum, einen plötzlichen Anfall von sexueller Begierde oder aus physiologischen Gründen etc. – erfolgt, liegt kein Verstoß vor. Alles hängt vom Vorsatz ab. Streichelt ein Mönch beispielsweise seine Hoden und ejakuliert, hat er einen Fehltritt begangen, berührt er sie aber aus Versehen, wie etwa beim Baden, und Samen tritt aus, ist er nicht schuldig.

Dieser Teil der Schrift berichtet weiter von Mönchen, die, erregt von der Wärme des Raums, von Wasserspritzern oder von der erotischen Erfahrung, ihrem Meister den Rücken zu waschen, im Bad ejakulierten. Verschiedene phantasievolle Methoden der Masturbation werden ebenfalls angeschnitten: Man kann beim Urinieren Druck auf die Blase ausüben, heiße Kompressen auf den Penis auflegen, den Penis eines schlafenden Novizen in der einen Hand halten, während man mit der anderen den eigenen bearbeitet, einen Novizen bitten, den Penis mit der Hand zu stimulieren, sich die Vagina einer Frau vorstellen und das Glied in ein Schlüsselloch, einen Blumenstrauß, in den Schlamm, in den Sand oder ins Wasser stecken.

Der zweite Teil dieses Abschnitts greift eine Reihe von Fragen auf, die mit der Lust in Zusammenhang stehen. Ein Brahmane und seine Frau besuchten einst das berühmte Kloster eines Mönchs namens Udāyin. Das Paar wurde eingeladen, sich näher umzuschauen. Während der Gatte dabei war, die strenge Schönheit der Mönchszelle zu bewundern, bewunderte Udāyin die Frau des Mannes und rieb sich mehrmals von hinten an ihr. Als das Paar auf dem Heimweg war, lobte der Ehemann den Mönch, aber seine Gattin entgegnete: «An diesem Lustmolch ist nichts Edles. Als wir in seiner Zelle weilten, hat er sich ständig an mich gepreßt.»

Der Brahmane war natürlich bestürzt und erzählte überall, daß die buddhistischen Mönche schamlose, unmoralische Heuchler seien. Udāyin wurde daraufhin vorgeladen und erhielt die übliche Standpauke über die Pflicht eines Mönchs, seine Begierden zum Schweigen zu bringen und sie vor allem im Zaume zu halten. Buddha erklärte jede körperliche Berührung mit einer Frau zur Sünde. Aufgrund verschiedener Umstände wurde diese Regel auf den unsittlichen physischen Kontakt mit Männern, Eunuchen und Tieren ausgedehnt. Für einen Mönch war es sogar ein Vergehen, wenngleich ein geringeres, seine eigene Mutter, Schwester oder Tochter zu berühren. Schlimmer war es, seine ehemalige Gattin sowie schlafende, bewußtlose oder tote Frauen zu berühren oder zu flirten. Zusätzlich gab es Regeln gegen Kleiderfetischismus und Transvestitentum.[53]

Im nächsten Teil des *Vinaya* benimmt sich Udāyin wieder daneben. Diesmal führt er obszöne Reden und erzählt einer Gruppe von Frauen, die das Kloster besuchen, schmutzige Geschichten. Udāyin wird gemeldet und getadelt (aber nicht bestraft, weil er seine Tat beging, noch bevor es eine Regel dagegen gab). In der Folge war es ein Vergehen, obszöne Sprache zu gebrauchen, außer wenn sie höheren Zwecken wie der Erläuterung des Dharma dienten oder wenn ein Mönch wahnsinnig war.[54]

Das *Vinaya* führt weiterhin einige Zweideutigkeiten an, mit denen sich lüsterne Mönche an arglosen Frauen ergötzten. So sagt ein Mönch zu einer Bäuerin: «Du hast anscheinend gesät.»

«Ja, ehrenwerter Herr», antwortete die Frau unschuldig, «aber ich habe die Furche noch nicht geschlossen.»[55]

Im nächsten Abschnitt wird Udāyin, der archetypische verdorbene Mönch, noch frecher. Er beeindruckt eine schöne junge Witwe mit einem ausgefeilten Diskurs über den Dharma. Die Witwe möchte sich bei ihm bedanken und fragt, welche Art von Almosen er gebrauchen könne.

«Etwas für Mönche schwierig zu Erlangendes», erklärt Udāyin ihr.

«Und was wäre das, ehrenwürdiger Meister?» fragte die Witwe in der Absicht, ihm dies zu beschaffen.

«Der Beischlaf.»

«Wenn Euch das etwas nützt, so will ich es Euch geben», sagte sie und ging hinein, um sich zu entkleiden.

Udāyin näherte sich der nackten Witwe, rief aber dann aus irgendeinem verdrehten Grund aus: «Wer wird dieses stinkende Weib berühren wollen!» spuckte aus und stürmte aus dem Zimmer.

Die junge Witwe kochte vor Zorn. «Was bildet sich dieser heuchlerische Mönch ein? Erst bittet er mich um das Beilager und hat dann die Stirn, mich ein übelriechendes Weib zu nennen. Was habe ich Schlimmes getan? Wem stehe ich in Schönheit nach?»

Aus diesem unerfreulichen Vorfall entstand eine weitere Regel, die den Versuch ahndete, eine Frau unter der Vorspiegelung, der Koitus sei ein angemessenes Opfer, zu verführen. Dessen ungeachtet fuhren einige Mönche fort, dies zu versuchen, wie aus der darauffolgenden Liste von Missetätern, die um die «höchste Gabe» baten, hervorgeht.[56]

Udāyin spielt auch die Hauptrolle in weiteren Sexgeschichten. Er betätigt sich als Kuppler, indem er eine Kurtisane dazu überredet, ihre Tochter mit dem Sohn eines seiner Gönner zu verheiraten. Unklugerweise vertraut die Kurtisane ihre Tochter Udāyin an. Das Mädchen wird nach ihrer Hochzeit mit dem jungen Mann wie eine Sklavin gehalten und bittet darum, nach Hause zurückkehren zu dürfen. Ein Skandal entsteht, und Udāyin wird wieder einmal vorgeladen. «Mönche dürfen nicht als Heiratsvermittler auftreten», lautet die neue Vorschrift.[57]

Udāyin zeigt sich jedoch unbelehrbar und dient einigen Freunden als Kuppler. Die ausersehene Kurtisane hatte sich verweigert, da sie die Männer nicht kannte. Daher beschlossen sie, Udāyin zu bitten, für sie zu vermitteln, und schlossen Wetten darüber ab, ob er einwilligen würde. (Diejenigen, die annahmen, daß er einverstanden sein würde, hatten gute Karten.) Natürlich wird Udāyin erwischt, und diesmal ergeht der Erlaß «keine Kuppelei durch Mönche».[58]

In einer anderen Geschichte besucht Udāyin ein ihm bekanntes Mädchen nach seiner Hochzeit. Er sitzt mit ihm in einem für andere nicht einsehbaren Raum. Obgleich bei dieser Gelegenheit nichts Unschickliches vor sich geht, erläßt Buddha, nachdem er von der Sache erfahren hatte, eine Regel, die es den Mönchen untersagt, aus welchem Grund auch immer, allein mit einer Frau zu sein.[59]

Udāyins ehemalige Frau trat dem Orden als Nonne bei, und die beiden trafen sich häufig. Manchmal kleideten sie sich gemeinsam an, und eines Tages, nachdem er einen Blick auf ihre Geschlechtsteile erhascht hatte, ejakulierte der erregte Udāyin auf seine Kutte. Die Nonne versuchte, den Fleck mit ihrer Zunge zu entfernen, und wischte die Kutte dann unvorsichtigerweise zwischen ihren Beinen ab. Als sie schwanger wurde, schob sie alle Schuld auf Udāyin, der aber nicht dafür verurteilt wurde, seine Exfrau geschwängert zu haben, sondern weil er seine Kutte nicht gewaschen hatte![60]

In anderen Episoden aus dem *Vinaya* erhält Udāyin den Auftrag, Gewänder für Nonnen anzufertigen (er war offenbar ein geschickter Schneider) und Frauen in ihren Privatgemächern über den Dharma zu belehren.[61]

Gewisse Mönche des Ordens schreckten anscheinend vor nichts zurück. Einige waren verstimmt, weil sie sich im Hause eines reichen Laien nicht hatten satt essen können. Die Schuld dafür gaben sie dem alten Dabba, dem Anführer einer rivalisierenden Fraktion. Sie schmiedeten ein Komplott, um Dabba aus dem Orden zu verdrängen, und überredeten eine Nonne, ihn der Vergewaltigung zu beschuldigen. Glücklicherweise kam die Wahrheit an den Tag – Dabba sprach nämlich zu Buddha: «Ich kann mich nicht an einen einzigen Fall seit meiner Geburt erinnern, in dem ich den Wunsch nach dem Beilager verspürt hätte, nicht einmal im Traum.» Die schuldigen Mönche wurden bestraft. In einer ähnlichen Geschichte gaben einige Mönche, die auf die Jungfräulichkeit Dabbas eifersüchtig waren, einem geilen Ziegenbock den Namen «Dabba». Als Buddha davon erfuhr, wurden die Mönche für diese Beleidigung streng getadelt.[62]

Es gab jedoch auch Mönche, die ihre Gelübde ernst nahmen. Auf einer Reise bat Anuruddha in einem Dorfgasthaus um Unterkunft. Die Besitzerin hieß ihn willkommen, doch kurz nach ihm trafen weitere Gäste ein, die ebenfalls dort zu übernachten wünschten.

Die Wirtin verliebte sich in den gutaussehenden Mönch.

Unter dem Vorwand, das Gasthaus würde zu voll und laut für ihn sein, lud sie ihn ein, die Nacht in ihrer Kammer zu verbringen. Anuruddha willigte ein, und die Frau machte flugs das Zimmer bereit. Sie errichtete ein schwelgerisches Lager, legte ihre verführerischsten Gewänder an und trug ihr süßestes Parfüm. Als Anuruddha eintrat, erklärte sie ihm ihre Liebe und verkündete, daß sie ein vollkommenes Paar abgeben würden. Sie warf ihre Kleider von sich und stellte sich ihm zur Schau. Doch auch als sie neben ihn auf das Sofa glitt, wahrte Anuruddha auf bewundernswürdige Weise seine Selbstbeherrschung und widerstand dem nicht unerheblichen Zauber der Frau.

Verblüfft über seine würdevolle Beherrschung bat die Frau um Vergebung und lauschte für den Rest der Nacht seinen Ausführungen über den Dharma. Am nächsten Morgen nahm sie ihre Zuflucht zur Lehre Buddhas. Die Nachricht von dem Vorfall verbreitete sich, und Anuruddha wurde überraschenderweise trotz seines edlen Verhaltens und der Bekehrung der Frau getadelt – er hatte sich allein mit einer Frau in ihrem Schlafgemach aufgehalten, und das war streng verboten.[63]

Ein überirdisch schöner Mönch trug den Beinamen «Ozean der Schönheit». Gegen den erbitterten Widerstand seiner Eltern trat er dem Orden der Ehelosen bei. Eine Kurtisane erbot sich, für eine nicht unerhebliche Summe den «Ozean der Schönheit» zu einer Rückkehr in die Welt zu bewegen. Sie mietete als erstes einmal ein Haus am Bettelpfad von «Ozean der Schönheit». Jeden Tag bereitete sie nun ein köstliches Gericht für ihn vor. Schließlich gelang es ihr, ihn zu sich ins Haus zu locken und die Mittel anzuwenden, mit denen eine Frau einen Mann für sich gewinnen kann:

> Sie gähnte, bückte sich nieder, machte verliebte Gesten, tat verschämt, rieb die Nägel ihrer Hände und Füße gegeneinander und kratzte mit einem Stock Worte in den Boden; sie brachte den Mann dazu, auf- und niederzuspringen, neckte ihn oder ließ sich von ihm necken, sie küßte ihn oder ließ sich von ihm küssen, sie aß oder gab ihm zu essen, sie bat um

> Geschenke oder schenkte ihm etwas und ahmte nach, was immer er tat; sie sprach laut oder leise, öffentlich oder insgeheim mit ihm, sie tanzte, sang, spielte auf einem Instrument, weinte, schmückte sich, lachte, sah ihn an, schwang ihre Hüften, ließ ihre Unterwäsche sehen, zeigte ihm ihre Brüste, ihre Achseln oder ihren Nabel; sie zwinkerte ihm zu, zog eine Augenbraue hoch, berührte und leckte ihre Lippen, zog ihre Höschen aus und legte ihren Kopfschmuck an oder ab.

«Wir sind jung und füreinander bestimmt. Laß uns der Welt später, wenn wir alt und grau sind, entsagen», sprach sie darauf zu ihm.

«Ozean der Schönheit» hatte sich bis zum letzten Augenblick kaum gesträubt. Plötzlich erinnerte er sich wieder seines Gelübdes und entwand sich den Umarmungen der Frau. Buddha lobte ihn mit den schon vertrauten Worten: «Mönche, die wahre Glückseligkeit liegt nicht in der Leidenschaft; sie muß frei von Begierde sein.»[64]

Drastischer noch ist die Geschichte eines Bruders, den sein Keuschheitsgelübde das Leben kostete. Ein 16jähriges Mädchen – in der buddhistischen Literatur die höchste Versuchung für einen Mann – hatte ein Auge auf einen gutaussehenden Mönch geworfen und ihn mit einem Vorwand in sein Haus gelockt. Es flehte ihn an, seine Begierden zu stillen. Aufs schrecklichste versucht, wappnete sich der Mönch, indem er sich das lautere Vorbild berühmter Mönche vor Augen führte. In der Überzeugung, daß es kein Entrinnen gab – denn auch wenn er den Annäherungsversuchen des Mädchens zu widerstehen vermochte, konnte er fälschlich der Vergewaltigung angeklagt werden[65] –, bat der Mönch das Mädchen, etwas zu warten. Er ging ins Bad und schnitt sich mit einem Rasiermesser die Kehle durch. Fortan pries man ihn als jungfräulichen Märtyrer für die buddhistische Sache.[66]

Auch die Nonne Subha war eine jungfräuliche Märtyrerin. Selbst mit geschorenem Kopf und in Lumpen gehüllt war sie eine Schönheit. Einmal näherte sich ihr ein gutaussehender junger Mann und sprach: «Vergeude dein Leben nicht in diesem schmutzigen alten Gewand. Du bist so schön wie eine Nymphe, so strahlend wie ein Engel, und deine Augen betören mich. Laß mich dich in feinste Seiden hüllen und deinen lieblichen Körper mit herrlichen Düften und kostbaren Diademen schmücken. Komm mit mir, auf daß wir für immer auf dem Liebeslager schwelgen.» Doch sie wies ihn ab: «Dieser Leib, zu dem du dich so hingezogen fühlst, ist in Wahrheit ein mit Schmutz gefüllter Sack. Die Begierde wird dich verzehren, aber ich, ich habe sie schon überwunden.» Dennoch gab der junge Mann nicht auf. «Nimm dies, wenn es dir so gut gefällt», sprach die Nonne und riß sich ein Auge aus.[67]

Eine weit harmlosere Variante dieses Keuschheitsthemas findet sich in Japan. Mit der Erlaubnis ihres Mannes legte eine fromme buddhistische Laienschwester ein Keuschheitsgelübde ab. Das war leichter getan als eingehalten, wie jahrhundertelange Erfahrung die puritanischen Buddhisten lehrte, und sie wurde von erotischen Wunschvorstellungen geplagt. Ein Wanderpriester, der von ihrer Not gehört hatte, schnitzte ihr eine nackte Figur des Amida Buddha. In derselben Nacht erschien ihr ein Bodhisattva und sagte: «Wenn die Begierde dich quält, bete zu diesem Buddha, und du wirst bald erlöst sein.» Das Gebet zu einer unbekleideten Statue als bestes Heilmittel gegen sexuelle Lust scheint unlogisch. Der Sinn liegt jedoch in einer Rückkehr zu einem Zustand kindlicher Reinheit, in dem der Körper nichts Anstößiges darstellt.[68]

Der Nonnenorden wurde einige Zeit nach dem Mönchsorden gegründet. Buddha soll diesbezüglich sehr gezögert haben, vielleicht weil er fürchtete, daß die Frauen noch schwieriger zu lenken sein würden als seine Horde lüsterner Mönche und daß die beiden Gruppen miteinander in Konflikt geraten würden. (Er hatte recht. Von Anfang an wurden ihm Mönche gemeldet, die die Nonnen sexuell belästigt hatten.)[69]

Zweifellos waren ihm die kritischen Stimmen zu Ohren gekommen, denen zufolge «Gotama den Untergang der menschlichen Rasse predigt». Diese Kritik war eine Folge der massenweisen Bekehrungen zum buddhistischen Klosterleben, und er hoffte wohl, die Anzahl der Ehelosen zu beschränken. Jedenfalls wurde der Nonnenorden gegründet[70], und seine Regeln waren sogar noch strikter als die des Mönchsordens.[71] Eine Kandidatin mußte als erstes einmal beweisen, daß sie überhaupt eine Frau war, indem sie sich einer diskreten gynäkologischen Untersuchung unterzog, und dann auf ihre Ordinierung warten, um sicherzustellen, daß sie nicht schwanger war. Diese Regel wurde nach dem Vorfall mit Uppala, der schwangeren Nonne, eingeführt. Uppalas Eltern hatten sie gegen ihren Willen verheiratet. Nachdem er sich ihren anschaulichen Vortrag über die Verabscheuungswürdigkeit des Leibes angehört hatte, sagte Uppalas Ehemann: «Wenn du so empfindest, solltest du wohl Nonne werden.» Uppala wurde in den Orden aufgenommen, zeigte aber bald Anzeichen einer Schwangerschaft. Man beschuldigte sie, ihr Gelübde gebrochen zu haben, sie bestand aber auf ihrer Unschuld. Um den Streit zu schlichten, ließ Buddha Uppala von einer erfahrenen Hebamme untersuchen, die feststellte, daß die Nonne das Kind noch während ihrer Ehe empfangen hatte. Uppala durfte im Orden bleiben. (Sie bekam das Kind und stillte es einige Monate im Kloster und ließ es dann adoptieren.)[72]

Eine geweihte Nonne wurde sofort aus dem Orden verbannt, wenn auch nur irgendeine ihrer Körperöffnungen um Sesamkornsbreite penetriert worden war. Jeglicher Kontakt zu Männern war ihr strengstens untersagt.[73] Sie mußte jederzeit sittsam gekleidet sein, sogar beim Baden. Diese Regel wurde eingeführt, nachdem eine Gruppe von Nonnen zufällig gemeinsam mit einigen Freudenmädchen in einem Fluß badete. «Warum entsagt ihr der Liebe, solange ihr noch jung und hübsch seid?» fragten die Freudenmädchen. «Legt ein Keuschheitsgelübde ab, wenn ihr alt und grau seid. So könnt ihr beides haben.» Die Nonnen waren von diesem überzeugenden Argument «verwirrt» und erstatteten Buddha Bericht. «Das Leben ist vergänglich, und ihr könnt schon morgen tot sein», erinnerte Buddha sie und fügte hinzu: «Tragt von nun an Badekleidung.»[74]

Es gibt noch eine andere Erklärung für die Vorschrift, beim Baden Kleider zu tragen. Eines Tages gewahrten fünf Männer eine badende Nonne und starrten sie an. «Warum betrachtet ihr diesen gemeinen, übelriechenden Sack voll Schmutz?» fragte sie. «Das ist nicht das, was wir sehen», antworteten die jungen Männer. Als sie sich nicht entfernen wollten, entstieg die Nonne dem Wasser, um zu flüchten. Da verfielen die Männer in Raserei. Es gelang ihr zu entkommen, und als Buddha von dem Zwischenfall erfuhr, machte er das Tragen von Badekleidung zur Vorschrift. Er erläuterte auch, warum die jungen Männer so von Begierde entflammt waren. Sie waren einst fünf Himmelsgötter gewesen, die sich nach einem jungen Mädchen verzehrten. Sie beschlossen untereinander, daß derjenige, der die größte Leidenschaft zeigte, sie bekommen sollte.

Der erste Gott sagte: «Meine Leidenschaft ist so groß, daß ich nicht still sitzen kann.» Der zweite sagte: «Meine Leidenschaft ist so groß, daß ich wie eine Armee zum Angriff stürmen möchte.» Der dritte sagte: «Meine Leidenschaft ist so groß, daß ich wie ein Stamm bin, der unaufhaltsam einen Fluß hinunterrast.» Der vierte sagte: «Meine Leidenschaft ist so groß, daß ich wie eine Breme bin, die niemals aufhört zu summen.» Der fünfte schloß: «Meine Leidenschaft ist so groß, daß ich nicht weiß, ob ich lebe oder tot bin.» Der fünfte Gott wurde zum leidenschaftlichsten erklärt und erhielt das Mädchen, das die Nonne in ihrem früheren Leben war. (Diese Art von erotischer Entgleisung wird in buddhistischen Texten relativ häufig erwähnt und belegt ein immer noch waches Interesse an fleischlichen Genüssen.)[75]

Masturbation wurde verdammt – beim Waschen der Geschlechtsteile durften die Finger nicht über das zweite Glied hinaus in die Vagina eingeführt werden – und die Nonnen wurden ermahnt, nicht auf den Gebrauch von Dildos, darunter bestimmte Gemüsesorten, zurückzugreifen.[76]

Wie schon erwähnt, zog man die Nonnen im Falle einer Vergewaltigung nicht zur Verantwortung. Eine ungewöhnlich tief in ihre Meditation versunkene Nonne wurde mißbraucht, ohne daß sie etwas merkte – erst als sie aus ihrer Trance erwachte, kam ihr das Geschehene zu Bewußtsein. Obgleich sie nicht bestraft wurde, erhielt sie die Weisung, sich einen sichereren Platz für ihre Übungen zu suchen. Die gleiche Ermahnung wurde einer Nonne zuteil, in deren Vagina eine Schlange eingedrungen war, während sie im Lotossitz meditiert hatte.[77] Um die Möglichkeit sexueller Übergriffe zu verringern, waren die Nonnen verpflichtet, zusammenzuleben und stets in Gruppen zu reisen.

Doch auch als Gruppe gerieten die Nonnen in Schwierigkeiten. Einmal entdeckte eine kleine Schar einen riesigen Penis – vielleicht der eines Tieres –, der mitten auf der Straße lag. Dorfbewohner beobachteten, wie die Nonnen das gigantische Geschlechtsorgan begafften, und beschwerten sich bei Buddha über das Benehmen seiner Schülerinnen. Sogleich erging das Wort: «Das ungehörige Anstarren eines Menschen- oder Tierpenis ist zu unterlassen.»[78]

Einige Kurtisanen traten dem Nonnenorden bei. Eine der Nonnen schrieb dieses bittersüße Gedicht über das Altern:

Schwarz war mein Haar, die Farbe der Honigbiene, gelockt an
den Spitzen –
nun gleicht es grobem Hanf.

Wohlriechend war es, geschmückt mit duftenden Blumen –
nun riecht es wie ein Hundefell.

Dick wie ein Wald, fein gekämmt und reich verziert –
nun bin ich fast kahl.

Meine Brauen wie das Werk eines Meisterzeichners –
nun sind sie kaum noch zu sehen.

Strahlend wie funkelnde Edelsteine, tiefschwarz meine Augen –
nun sind sie stumpf und trübe.

Lang, schön und zierlich war meine Nase –
nun ist sie ein baumelnder Zinken.

Vollkommen geformt waren meine Ohrläppchen –
nun sind sie verschrumpelt und lappig.

Meine Zähne wie liebliche, weiße Blumen –
nun rissig und gelb.

Meine Stimme war süß wie die der Nachtigall –
nun ist sie dünn und krächzend.

Schön war mein Hals, der polierten Schneckenmuschel gleich –
nun hängt er in Falten herab.

Meine Arme, einst rund und glatt –
nun sind sie schwach und faltig.

Lieblich waren meine mit Diamanten geschmückten Hände –
nun gleichen sie knotigen, verkrümmten Wurzeln.

Prall und rund meine Brüste, dicht beisammen, köstlich
und hoch –
nun sind sie leere Wasserbeutel.

Mein üppiger Leib war wie eine goldene Tafel –
nun bleibt nichts als ein sehniger Klumpen.

Meine Schenkel waren stark und fest wie Elefantenrüssel –
nun gleichen sie brüchigem Bambus.

Meine Beine, wohlgeformt, mit goldenen Reifen geschmückt –
nun wie bloße Stecken.

Daunenweich waren meine Füße –
nun sind sie zwei häßliche Stücke Fleisch.

Ausgelaugt und verfallen, ein altes Haus, von dem
der Putz herunterfällt –
genau wie Buddha es vorausgesagt hat![79]

Die Puritaner haben sich zum Schutz gegen die Anziehungskraft des anderen Geschlechts drei Hauptregeln geschaffen. Die erste lautet: «Betrachte jede Frau (jeden Mann), der (dem) du begegnest, wie deine Mutter, Schwester oder Tochter (deinen Vater, Bruder oder Sohn).»[80] Wenn man die Theorie von der endlosen Seelenwanderung wörtlich nimmt, muß jeder Mensch wirklich irgendwann schon einmal einen solchen Verwandtschaftsgrad eingenommen haben.

Die zweite Schutzregel gründet sich auf die Abscheulichkeit des Leibes, wie sie oben in allen Einzelheiten beschrieben ist. Der dritte Schutz ist die «Wachsamkeit», die dieser berühmte Dialog zwischen Buddha und Ānanda thematisiert.

«Herr, wie sollen wir uns gegenüber den Frauen verhalten?»
«Schaut sie nicht an.»
«Doch wenn wir sie anschauen müssen?»
«Sprecht nicht mit ihnen.»
«Doch wenn wir mit ihnen sprechen müssen?»
«Bleibt hellwach.»[81]

In dieser Hinsicht war der alte Mahā-Tissa ein vorbildlicher Mönch. Einst wanderte er eine Straße entlang und kontemplierte die Vergänglichkeit des Daseins. Eine reizvolle Frau, schön wie eine Göttin, kam vorbei und lächelte ihn an. Wenig später begegnete er dem Gatten der Frau – das Paar hatte sich gestritten, und nun lief er ihr nach. «Habt Ihr eine Frau vorbeigehen sehen?» fragte er. Mahā-Tissa antwortete: «Ein Sack voll Knochen kam an mir vorbei, aber ich kann mich nicht erinnern, ob es ein Mann oder eine Frau war.»[82]

Diese Art der Wachsamkeit wird in der puritanischen Tradition des Buddhismus noch immer gepflegt. Spricht beispielsweise ein Mönch in Burma zu einer Gruppe von Laien, verbirgt er sich hinter einem Wandschirm, um nicht von irgendjemandem im Publikum bezaubert zu werden oder auch um den umgekehrten Fall zu verhindern.[83]

Zu Buddhas Zeiten gab es – wie auch heute – diejenigen, die

die Notwendigkeit strenger Regeln und Vorschriften für Männer und Frauen, die ihre Veranlagung nicht völlig beherrschen, befürworteten: «Gerade so, wie der Regen eine schlechtgedeckte Hütte zum Einstürzen bringt, zerstört die Leidenschaft einen ungeübten Geist.»[84] Doch was ist mit den Arhats, den Heiligen, die zur Erleuchtung gelangt sind und die die buddhistische Lehre verinnerlicht haben? Wenn Buddha die völlige Reinheit ihres Geistes anerkennt, warum sollten sie dann nicht die Freuden der Liebe und die Befriedigung ihrer Sinne auskosten? Buddhas zweideutige Antwort auf diese Frage lautete: «Sexuelle Begierde rinnt an einem Arhat ab wie Wasser an einer Lotosblüte.»[85]

Die puritanischen Älteren, Männer und Frauen, deuteten dies dahingehend, daß eine Bändigung der Sexualität eine Verkümmerung der Genitalien und damit auch eine natürliche Keuschheit zur Folge habe. Dieser Anschauung gemäß stellt der Arhat eine Art drittes Geschlecht dar. Bei einigen buddhistischen Gewandungen ist es in der Tat manchmal schwierig, das Geschlecht des Trägers zu bestimmen. Asexualität ist eine der Randerscheinungen der Arhatschaft – auf dieser Stufe existieren das Interesse an der Lust und damit auch der Wunsch nach dem Geschlechtsverkehr nicht mehr. Dies gilt jedoch nicht nur für den Beischlaf. Ein wahrer Arhat sollte sich von jeglicher Sehnsucht nach Berührungen, Gesprächen, Blicken und Träumen von Begegnungen mit dem anderen Geschlecht – etwa im Paradies – befreit haben. Außerdem darf er keinesfalls ein Voyeur sein.[86] Über eine ganze Anzahl von Laienbrüdern und -schwestern heißt es, daß sie die Arhatschaft erlangten. Doch dann legten sie sogleich die Keuschheitsgelübde ab und traten, sobald die Umstände es gestatteten, in den Orden ein. Kurz, Erleuchtung und Sexualität sind unvereinbar – dies war die Ansicht der Puritaner, einer Fraktion, deren Verfechter sich in fast jeder buddhistischen Richtung finden.

Sexualität kann unbestritten die Quelle schrecklicher Leiden und seelischer Qualen sein. Sie ist hochexplosiv und verlangt eine achtsame Umgehensweise. Das Zölibat vermag ein wirksames Gegenmittel in sexueller Not zu sein. Um es positiver auszudrücken: Frei von familiären, physischen oder emotionalen Bindungen ist es leichter, ungehindert für das Wohl aller Wesen – das Ziel des Buddhismus – zu wirken. Das ist der Zweck des Zölibats, dem beispielsweise der Dalai Lama und andere hohe tibetische Lamas gehorchen, die als Kinder von ihren Familien getrennt und in einer sexuell neutralen Umgebung erzogen werden. Diese Kinder werden nicht liebkost oder geküßt; sie dürfen keine physischen und emotionalen Abhängigkeiten gegenüber einzelnen entwickeln oder zum individuellen Gegenstand einer solchen Zuneigung werden. Als reinkarnierte Buddhas müssen die Lamas alle Lebewesen in einer asexuellen Weise umarmen.[87] Ist der Faktor der physischen Liebe einmal ausgeschaltet, erreicht die Beziehung zu anderen eine höhere Ebene jenseits von Sexualität. So verstanden repräsentiert das Zölibat für viele Buddhisten eine wertvolle, ja sogar essentielle Möglichkeit.[88]

In der Realität vermögen jedoch nur wenige einen Zustand wahrer körperlicher *und* geistiger Keuschheit zu erlangen. Buddhas langjähriger Aufwärter, Ānanda, war hauptsächlich wegen der Transzendierung von Sexualität in der Lehre des Meisters sein Anhänger geworden: «Ist ein Mensch von sexueller Begierde entflammt, verwirrt sich der Geist; er verliert die Selbstbeherrschung und wird rücksichtslos und roh. Außerdem entzündet sich durch den Geschlechtsverkehr das Blut, und unreine Absonderungen verderben es. Selbstverständlich kann von einer solchen Person niemals eine Aura von so erhabener Reinheit und strahlender Helligkeit ausgehen, wie ich sie [bei Buddha] gesehen habe. [Deshalb wurde ich] einer seiner treusten Anhänger.»[89]

Man könnte erwarten, daß Ānanda mit diesem Vorbild wie geschaffen für das Zölibat war, doch auch ihn kam es sehr hart an. Ānanda scheint einen weit angenehmeren Charakter gehabt zu haben als viele der anderen verknöcherten Mönche und genoß daher große Beliebtheit bei den Damen der Gemeinschaft. Ānanda war es auch, der sich bei Buddha für die Einrichtung eines Nonnenordens einsetzte. Häufig verliebten sich Frauen in Ānanda (sein Name bedeutet «Geliebter»), darunter auch Nonnen, und mehr als einmal mußte er durch ein Wunder aus der Umklammerung einer verliebten Frau gerettet werden.[90] Er kam jedoch nicht vom rechten Wege ab und ist für viele keusche Buddhisten eine Inspiration.[91]

Den einen gilt das Zölibat als Segen, den anderen wiederum als Fluch. Wenn man die Vorfälle aus dem *Vinaya* als einen Gradmesser für das Problem ansetzt, wird deutlich, daß viele der Mönche und Nonnen, ungeachtet des ausgeklügelten Sicherheitssystems, das Buddha für sie entworfen hatte, den Stachel des Fleisches fühlten. (Nicht lange nachdem der Orden gegründet worden war, hackte sich ein Mönch sein Geschlechtsteil ab, um das Problem ein für allemal los zu sein. Buddha lehnte diese Lösung ab, und die Selbstkastration wurde ausdrücklich verboten.)[92] Zu Buddhas Zeit klagte eine Nonne, daß selbst nach fünfundzwanzig Jahren im Orden «jeder Gedanke von Begierde durchtränkt war».[93] Zweitausend Jahre später tritt immer noch die gleiche Klage auf. Auf die Frage, was der schwierigste Aspekt des Mönchtums sei, gaben siebzehn von zwanzig asiatischen Mönchen die Antwort: «Sexueller Versuchung zu widerstehen.»[94] Unter westlichen Mönchen, die buddhistische Ordensweihen empfangen haben, kursiert der «Insiderwitz», daß «nie jemand aus dem Orden austritt, weil es am Nachmittag nichts mehr zu essen gibt». Mit anderen Worten, die völlige sexuelle Enthaltsamkeit ist die am schwierigsten einzuhaltende Regel.[95]

Da es nur so wenigen gelang, ihre Gelübde einzuhalten, sind die buddhistischen Mönche und Nonnen im ganzen Osten stets als Sex-Besessene karikiert worden, denen unter keinen Umständen zu trauen sei. Jedes östliche Land verfügt über eine populäre Sammlung pikanter Anekdoten, die sich um die Laster der buddhistischen Mönche und Nonnen drehen.[96] Die folgenden Geschichten berichten von einigen der weniger skandalösen Vorfälle.

Ein Mönch, der Jahre im Kloster verbracht hatte, wurde in die Stadt geführt und zu einer Nacht im Bordell eingeladen.

Am nächsten Morgen sprach er zu sich selbst: «Die Leute hier sind höchst seltsam. Von vorn sind sie genau wie Nonnen und von hinten wie Novizen.»[97]

Ein Mönch besuchte in Begleitung eines Novizen eine Nonne. Der Mönch schickte den Novizen fort, um Reiswein zu holen. Kaum hatte er sich entfernt, warfen der Mönch und die Nonne ihre Kleider ab und umarmten einander. Sogleich von Leidenschaft übermannt, riefen sie «ich sterbe, ich sterbe», ein Satz, der im Fernen Osten häufig während des Orgasmus hervorgestoßen wird. Nachdem die beiden den Liebesakt vollendet hatten, gewahrten sie zu ihrer Überraschung, daß der Novize noch an der Türe stand. «Warum hast du keinen Wein geholt?» fragte der Mönch. «Wer soll den denn bezahlen, wenn ihr beide sterbt?» antwortete der Novize.[98]

Oft scheinen die einzigen, die nicht von Begierden geplagt werden, ältere Männer zu sein, deren beste Jahre vorüber sind. Manchmal treten im südlichen Asien impotente alte Männer in den Orden ein, um den sexuellen Ansprüchen ihrer Frauen zu entrinnen.[99] Andere hatten der Lust bereits abgeschworen, bevor sie sich dem Orden anschlossen. In einigen Gemeinschaften ist es nicht ungewöhnlich, daß ein Viertel der Mönche einmal verheiratet war.[100] Doch nicht einmal die ehrwürdigsten Äbte sind gegen weibliche Reize gefeit. Wenn in Thailand eine Familie eine besondere Bitte im Tempel vorzubringen hat, schickt sie stets ihre hübschesten Angehörigen, um das Gesuch vorzutragen, weil es den Äbten schwerfällt, jungen Mädchen etwas abzuschlagen.

Da es so vielen Puritanern mißlang, ihre Sexualität im Zaume zu halten, trat eine äußerst unglückliche Entwicklung ein: Frauen wurden beschuldigt, der Ursprung aller sexuellen Irrungen zu sein – nur weil sie weiblichen Geschlechts waren. Auch wenn einige Schriften besagen, daß «jeder Mann schon einmal eine Frau war und jede Frau schon einmal ein Mann»[101], betreibt ein erschreckender Teil der buddhistischen Literatur aller Richtungen die Verunglimpfung der Frau, die als Inbegriff aller Verworfenheit, als unersättlich, wertlos, entartet und eine einzige Plage geschmäht wird. Hier werden die Frauen angeklagt, nimmermüde nach drei Dingen zu streben: «nach dem Koitus, nach Schmuck und nach Kindern».[102] Buddhistische Texte sind ausschließlich männlich dominiert, und Frauen wird häufig die Fähigkeit, Erleuchtung zu erlangen, abgesprochen.[103] Das beste am Paradies, so glaubten einige Buddhisten, sei, daß es dort keine Frauen gebe.[104]

Moderne Feministinnen haben die anstößigen Texte katalogisiert und diese Haltung zu Recht angeprangert.[105] Ich möchte ein typisches Beispiel aus dieser deprimierenden Literatur zitieren:

Eine Mutter (!) wollte ihren Sohn über die Verderbtheit der Frauen aufklären. Sie schickte ihn nochmals zu seinem Lehrer, damit er um Unterweisung aus dem *Buch der Sorgen* bäte. Der Lehrer erklärte sich unter den folgenden Bedingungen einverstanden: «Du mußt dich um meine Mutter kümmern, die jetzt einhundertundzwanzig Jahre alt ist. Bade sie jeden Tag vorsichtig und sprich zu ihr etwa so: ‹Ihr seid immer noch wunderschön – als ihr jünger wart, müßt ihr eine Göttin gewesen sein› oder ‹Ich liebe es, Euren Körper zu berühren›. Dann erstatte mir über ihre Antworten Bericht.»

Der Knabe befolgte die Anweisungen seines Lehrers, und das alte Weib glaubte in seiner Dummheit, daß der Junge in sie verliebt wäre. «Begehrst du mich?» fragte sie ihn.

«Ja, sehr», log er.

«Dann nimm mich.»

«Mein Lehrer – Euer Sohn – würde dies nicht gestatten.»

«Töte ihn!»

«Was sagt Ihr da?! Er ist mein Lehrer!»

«Dann werde ich ihn selbst töten!»

Der Junge erzählte alles dem Lehrer, und sie schnitzten eine Holzfigur eines Mannes. Die blinde alte Frau wurde von dem Knaben zu der Puppe geführt, und sie versetzte ihr, ohne auch nur einen Augenblick zu zögern, einen Hieb mit der Axt. Als ihre böse Absicht entlarvt war, schrie sie auf und fiel auf der Stelle tot um.

Der Junge kehrte nach Hause zurück, und seine Mutter fragte ihn: «Was hast du aus dem *Buch der Sorgen* gelernt?»

Voll ungehemmter Lust und alles verzehrendem Feuer
sind Frauen, die rasen vor Leidenschaft.
Ich entsage der Lust auf immer,
friedlich werde ich leben in einer Einsiedelei.[106]

Diese verzerrte Perspektive ist das Produkt ungefestigter Geister, die ihre Sexualität nicht kontrollieren konnten. Glücklicherweise gab es auch andere, die den Buddhismus auf eine ausgewogenere Art und Weise interpretierten.

3. Das Juwel im Lotos: Buddhismus und Tantra

Der Buddhismus wies zwar von jeher ausgesprochen puritanische Elemente auf, die sehr stark antisexuell und zölibatär geprägt waren, aber für viele andere Buddhisten stellte die Keuschheit an sich keine besondere Tugend dar. Wie im vorangegangenen Kapitel ausgeführt wurde, blieb die Sexualität trotz des Sicherheitsnetzes aus strengen Vorschriften und Verboten für viele Mönche und Nonnen ein beherrschendes Thema. Häufig fanden sich die Mitglieder des Ordens der Ehelosen sogar weiter von ihrem Ziel der Begierdelosigkeit entfernt wieder als zu Anfang ihrer Laufbahn. Darüber hinaus war die einseitige Abkehr vom Alltagsleben und die völlige Abschottung vom anderen Geschlecht für die Mehrheit der Buddhisten nicht praktikabel, da sie auch weltliche Aufgaben wahrzunehmen hatten, nicht zuletzt, um den Orden der Ehelosen mit dem Nötigen zu versorgen. Obwohl dies allgemein als schwieriger galt, mußte das erleuchtete Leben doch innerhalb eines gewöhnlichen Daseinszusammenhangs (zu dem natürlich auch der sexuelle Bereich gehört) möglich sein – andernfalls hätte der Buddhismus nur sehr eingeschränkten Zuspruch erfahren.

Andere behaupten, daß Buddhas Botschaft nichts mit Ehelosigkeit zu tun habe – Erkenntnis und Mitgefühl seien die beiden Eckpfeiler des Buddhismus, und diese beiden Kräfte könnten sich ungeachtet der Stellung eines Menschen im Leben entwickeln. Dies ist die Einstellung des *Vimalakīrtinirdesha-Sūtra*[1], in dem es einem weisen Laien gelingt, alle Klosterschüler Buddhas zu widerlegen.

In diesem Sūtra wird die Spannung, die ständig zwischen Mönchen und Laien herrscht, sehr deutlich geschildert. Da der Held der Geschichte ein Laie ist, werden die Mönche als Dummköpfe porträtiert. Sie werden von dem weisen Vimalakīrti völlig verwirrt, der, wie es heißt, außerordentlich beschlagen in den Praktiken war, die zur Erlösung aller und nicht nur einiger Keuscher führten. Vimalakīrti hatte eine Frau, Kinder und einen Schwarm von Dienerinnen, dennoch plagten ihn die Leidenschaften nicht. Er verkehrte ganz frei mit den verschiedensten Leuten – gelegentlich sah man Vimalakīrti in einem Bordell oder einer Schenke. Dabei wies er stets den Weg zur Erlösung. Die Mönche waren ihm in keiner Weise gewachsen.[2]

Shāriputra, der klügste von Buddhas Jüngern, saß tief im Wald in einsamer Meditation unter einem Baum, als Vimalakīrti plötzlich vor ihm stand. Der Laie erklärte dem Mönch in bestimmtem Ton: «So meditiert man nicht. Du mußt dich in ein Stadium der Sammlung versetzen, in dem weder Körper noch Geist existieren; in dem du dich alltäglich verhältst, während du doch im Nirvāna weilst; in dem du dich wie ein gewöhnlicher Mensch benimmst, ohne deine spirituelle Eigenschaft einzubüßen; in dem dein Geist weder zur Ruhe kommt noch sich bewegt; und in dem dich in keinem Zustand etwas berührt. Kurz, du mußt Befreiung erlangen, ohne die Begierden, die die Welt beherrschen, zu verneinen!» Shāriputra war sprachlos.[3]

Subhūti, ein anderer Klosterschüler, hatte eine ähnlich bestürzende Begegnung mit Vimalakīrti. Auf seinem Bettelrundgang klopfte Subhūti eines Tages auch an Vimalakīrtis Tür. Der Laie schenkte Subhūti einige Leckereien, für die seine Küche bekannt war. Doch zuvor ermahnte er ihn: «Solange du Buddha nicht verleumdest, seine Lehren mißachtest und mit Dämonen verkehrst, bist du dieser Speisen nicht würdig.»

Subhūti wollte gerade entsetzt die Flucht ergreifen, da rief Vimalakīrti aus: «Warte! Fürchte dich nicht. Alle Dinge sind bloß Phantome – auch die Worte. Laß dich von ihnen nicht verwirren. Begreife das wahre Wesen aller Dinge, und du wirst erlöst sein.»[4]

An späterer Stelle in diesem Sūtra findet ein köstlicher Dialog zwischen Shāriputra, dem Sprecher der Mönche, und einem kleinen Mädchen statt. Ein Blumenregen fällt auf die Leute, die sich in Vimalakīrtis Gemach versammelt haben, und Shāriputra ist entgeistert, daß die Blüten nur an den Mönchen haften bleiben und nicht an den prächtig gekleideten Bodhisattvas. Als er um eine Erklärung bittet, meldet sich das kleine Mädchen zu Wort: «Ihr Mönche seid voll von Dünkel, Abneigung und anderen Ängsten, daher haften die Blumen der irdischen Abhängigkeiten natürlich an euch.»

Das Zwiegespräch wird fortgesetzt, und das kleine Mädchen offenbart allmählich, wie abhängig Shāriputra von seiner klösterlichen Abgeschiedenheit ist. Sein falscher Stolz sei gefährlich, warnt sie ihn. «Wenn du so klug bist, warum bist du dann immer noch eine Frau?» gibt er in herablassendem Ton zurück. (Wie bereits im vorigen Kapitel erwähnt, glaubte man – und einige glauben noch heute daran –, daß es für eine Frau unmöglich sei, Erleuchtung zu erlangen.) Darauf verzauberte die Kleine Shāriputra in ein Mädchen, das ihr selbst aufs Haar glich, und fragte: «Wie gefällt es dir, ein Mädchen zu sein?» Dann belehrte sie ihn weiter: «In Wahrheit gibt es weder Männer noch Frauen.»[5]

Später in diesem Sūtra konstatiert Mañjushrī, der Bodhisattva der Wahrheit, unmißverständlich: «Es ist unmöglich, einen erleuchteten Geist zu erlangen, ohne in den Ozean der Begierden einzutauchen.»[6] Berichtet wird auch von Frauen, die Kurtisanen wurden, um den Sieg über die Männer zu erringen. Nachdem sie diese in ihren Bann geschlagen hatten, konnten solche weiblichen Bodhisattvas die Männer lehren, das Buddha-Wesen zu erlangen.

Das weibliche Gegenstück zu Vimalakīrti ist Königin Shrīmālā, die Heldin des Sūtra *Das Löwengebrüll der Königin Shrīmālā (Shrīmālādevi-Sūtra).*[7] Wie Vimalakīrti wird sie als Zeitgenossin Buddhas geschildert. In den Augen vieler puritanischer Buddhisten war es Frauen verwehrt, höhere Ebenen der Befreiung zu erreichen, da sie als von Natur aus unterlegen galten. *Das Löwengebrüll der Königin Shrīmālā* demontiert diese Ansicht, indem hier weibliche Laienbodhisattvas mit männlichen Laien und Mönchen auf eine Stufe gestellt werden. Frauen, so verdeutlicht das Sūtra, sind ebenso befähigt wie Männer, die höheren Wahrheiten zu erkennen und zu lehren.

Dieses Sūtra enthält eine interessante Frage, die auf die Auflösung der buddhistischen Gemeinschaft aufgrund von Streitigkeiten zwischen Mönchen und Laien anspielt. Das Sūtra erwähnt auch die Gründung einer Gruppe von Laienbodhisattvas, die die Lehre nach ihrer eigenen Vorstellung und unabhängig vom Orden der Ehelosen ausübten.[8]

Auch die Arhats werden kritisiert. Sie seien in erster Linie aus Angst Mönche geworden und versuchten, das Samsāra mit Hilfe ausschließlich negativer, einseitiger Mittel zu umgehen. «Das Nirvāna», stellt das Sūtra fest, «besteht in der Vernichtung aller Fehler und Unreinheiten», ein Zustand, der unabhängig vom Laien- oder Mönchsstand sei; verwirkliche man die angeborene Reinheit des Geistes, führe dies zur Befreiung.[9]

Obgleich sie eine Königin war, hing Shrīmālā nicht an materiellen Dingen. Sie war sich stets der Realität bewußt und allen in Not eine gute Freundin. Buddha lobte ihr profundes Wissen und nannte es «höchst herausragend», kostbarer als die Verehrung von hunderttausend erleuchteten Wesen.

Es existieren noch drei weitere bemerkenswerte, doch wenig bekannte Sūtren, die sich stark für die Möglichkeit einer weiblichen Buddhaschaft einsetzen. In einer Schrift mit dem Titel *Die Geschicklichkeit in der Methode*[10] wird der Klosterphilosoph Subhūti von einer bezaubernden jungen Dame in Gold und Purpur und so lieblich wie eine Lotosblume geprüft.

Subhūti besucht das Haus der Dame, um Almosen zu empfangen. «Was!» schilt ihn die Dame. «Du als Mönch bist immer noch abhängig von Nahrung?»

«Ja», gibt Subhūti zur Antwort, «ich muß essen, um meinen Hunger zu stillen.»

«Wenn du erleuchtet bist», sagt sie, «und den Grundsatz der Leere gemeistert hast, sollte dich so etwas Belangloses wie Hunger eigentlich nicht mehr berühren!»

Der Dialog setzt sich in dieser Weise fort, und Subhūti muß sich die ganze Zeit vor der Dame rechtfertigen. «Du mußt frei von allen Bindungen leben und darfst, wo immer du bist, keine Spuren hinterlassen», ermahnt sie ihn schließlich.

Beeindruckt vom Scharfsinn der Dame fragt Subhūti: «Wer seid Ihr? Wo kommt Ihr her?»

«Ich bin eine Emanation der Buddha-Natur; ich entstamme der Leere, personifiziert jedoch im Körper einer Frau», lautet die Antwort.

«Seid Ihr verheiratet?» will Subhūti wissen.

«Ich habe viele, viele Gatten. Will ein Mann sinnliche Freuden genießen, so gebe ich ihm alles, was er begehrt, und erleuchte ihn dann durch Leidenschaft.»

«Ist das nicht unmoralisch?» fragt Subhūti.

«Was ich tue, unterscheidet sich nicht von dem, was du tust. Bittest du um Almosen und Vorräte, erhältst du sie von einem großzügigen Gönner, damit du den Buddhismus praktizieren kannst. Wenn nun ein Mann etwas von mir braucht, so schenke ich ihm den Gegenstand seiner Begierden und erwecke dabei seinen Geist.»

Sie erklärt ihm, daß Frauen das Wesen der Liebe besser verstünden und sie deshalb eine weibliche Manifestation sei. Plötzlich verwandelt sie sich jedoch in einen zwölfjährigen Knaben, um zu verdeutlichen, daß die Buddha-Natur unabhängig vom Geschlecht ist. Der Junge verwandelt sich später wieder in eine noch hinreißendere Frau zurück.

Subhūti erstattet Buddha Bericht. Der Meister erklärt Subhūti, daß die Dame wirklich ein großer Bodhisattva sei, der Lebewesen mit Hilfe «geschickter Mittel der Freude» erleuchte. Just in diesem Augenblick erscheint sie mit einem Gefolge von fünfhundert Dienerinnen. Subhūti wirft sich voller Ehrerbietung vor ihr nieder. Schockiert fährt Shāriputra ihn an: «Was tust du? Nur Nichtbuddhisten verneigen sich vor Frauen!»

«Wer bist du, der sich einbildet, beurteilen zu können, wer ein Buddhist ist und wer nicht?» schimpft Subhūti zurück.

«Woran erkennt man einen wahren Buddhisten?» verlangt Shāriputra höchst erbost zu wissen.

Die Dame selbst gibt die Antwort: «Ein Buddhist folgt der Lehre Buddhas und zeigt Mitgefühl gegenüber Buddhisten und Nichtbuddhisten ohne Unterschied. Ein Buddhist kann eine Frau sein, die mit Edelsteinen geschmückt, in vornehme Gewänder gehüllt, schön und wohlriechend alle Lebewesen umarmt und ihre Wünsche erfüllt. Ihr Buddha-Wesen bleibt unter allen Umständen erhalten. Deshalb ist sie den Mönchen und Arhats überlegen, die sich stur an Meditation und Askese klammern.»

Unerklärlicherweise findet das Sūtra ein sehr sonderbares und bitteres Ende. Ungeachtet ihres beredten Plädoyers für die weibliche Buddhaschaft, fleht die Dame Buddha plötzlich an, sie und ihr Gefolge in Männer zu verwandeln. Buddha gewährt ihr die Bitte, und der männliche Chauvinismus scheint wieder einmal die Oberhand gewonnen zu haben.

Das *Meeresdrachenkönigs-Sūtra* hat ein glücklicheres Ende.[11] In diesem Text belehrt ein Mädchen namens Ratnavatī einen berühmten Klosterschüler Buddhas, den Mahākāshyapa, darüber, daß Frauen die höchste Erleuchtung ebenso stark begehren wie Männer. Mahākāshyapa erklärt ihr: «Du kannst nicht zur Erleuchtung gelangen, da du eine Frau bist.»

«Sind Körper und Geist rein und strebt man mit ganzem Herzen der Erleuchtung zu, ist die Buddhaschaft nah. Kann die Frau nicht zur Erleuchtung gelangen, kann es der Mann ebensowenig. Erleuchtung steht jenseits der männlichen oder weiblichen Erscheinungsform», sagt Ratnavatī.

«Wenn man es so sieht, mußt du recht haben», stimmt Mahākāshyapa zu, und Buddha prophezeit Ratnavatī die höchste Erleuchtung, ohne die Bedingung, daß sie sich in einen Mann verwandeln müsse, hinzuzufügen.

Am bemerkenswertesten von allen ist das *Sūtra von der herrlichen Dharma-Pforte.*[12] Die Heldin ist eine glanzvolle Kurtisane mit dem faszinierenden Namen Goldene der Erlauchten Tugend. Sie und Mañjushrī halten ein langes Zwiegespräch über die angeborene Reinheit der Sinne, die Übereinstimmung von Leidenschaft und Erleuchtung und die Irrealität der Äußerlichkeiten. Die Goldene vertritt die Notwendigkeit der geschlechtlichen Vereinigung als Wurzel allen Seins. «Ohne sexuelle Vereinigung würde niemand geboren, der der höchsten Wonne der Erleuchtung fähig wäre.» Sie weist die Jünger Buddhas an, sich nicht in Leidenschaft zu verstricken, sich ihr aber auch nicht zu entziehen. Ein Gleichgewicht zwischen den beiden Polen Leidenschaft und Leere sei das Ideal. Selbst während sie ihnen beiliegt, belehrt die Goldene ihre Gönner über die Geheimnisse des Buddhismus.

Ein weiteres wichtiges Sūtra, das der Unterscheidung zwischen buddhistischen Laien und Mönchen entgegenwirkt, ist *Die Wallfahrt des Sudhana.*[13] Der junge Heilssucher Sudhana macht sich auf den Weg, um die höchste Erweckung zu erlangen, und begegnet auf seiner Reise 53 geistigen Lehrern. Das Bemerkenswerte an diesen Lehrern ist ihr unterschiedlicher Hintergrund – außer den obligatorischen buddhistischen Mönchen, Nonnen und Bodhisattvas, sind auch nichtbuddhistische Weise, Götter und Göttinnen, Könige, Bettler, Gelehrte, Kaufleute, Einsiedler, Parfümeure, alte Männer und Frauen, kleine Jungen und Mädchen und sogar ein Schiffskapitän darunter. Jeder dieser spirituellen Führer gibt etwas Einzigartiges an Sudhana weiter.

Auf seiner Wallfahrt begegnet Sudhana drei hinreißenden Schönheiten, die ihn vieles lehren. Die erste heißt Prabhūtā[14] und ist eine Laienanhängerin Buddhas, «jung, schlank, frisch, in der Blüte ihrer Jugend, strahlend schön, mit langem, offenem Haar». Obgleich sie in einem prächtigen Palast residiert, trägt Prabhūtā ein schlichtes weißes Gewand und keinen Schmuck. Ihre Aufgabe ist es, erklärt sie Sudhana, Lebewesen mit Erleuchtung zu erfüllen. Ihr Gefäß sei stets gefüllt und könne jeden Hunger stillen.

Später wird Sudhana zu Achalā[15] geschickt. Sie ist «eine unvorstellbar majestätische Erscheinung. Das Leuchten ihrer Haut, ihre Figur, ihr Duft und ihre herrliche Aura fanden nicht ihresgleichen.» Eines Nachts spricht Achalā zu Sudhana: «Ich hatte eine Vision von Buddha und verband mich mit ihm in spiritueller Vereinigung.» Darauf wurde sie zur reinsten unter den Frauen, zu einem Wesen, das – wie die Jungfrau Maria – weder innerlich noch äußerlich von Lust berührt war. Betrachtete ein Mann ihre Gestalt, so wurde er sofort von allen niederen Begierden befreit. Wir müssen, belehrt sie Sudhana, einen Geist des Teilens entwickeln und jedes Lebewesen mit den Mitteln ausstatten, die es zur Erleuchtung führen.

Vasumitrā[16], die dritte Schönheit, der Sudhana begegnet, spielt eine völlig andere Rolle. Sie ist eine Anhängerin von Agni, dem Gott des Feuers, hat goldene Haut, schwarzes Haar und einen schönen, mit zahllosen Edelsteinen geschmückten Körper. Er erscheint den Männern in der verlokkendsten Gestalt, die sie sich vorstellen können, um dann ihre heftige Leidenschaft in spirituelle Glückseligkeit zu verwandeln. Einige Männer wurden schon verwandelt, wenn sie Vasumitrā nur ansahen, doch wieder andere mußten sie umarmen, küssen oder lieben. Vasumitrā vergleicht sich mit dem «Mutterleib, der alle Wesen empfängt und sich keinem verschließt»; sie gebraucht die Begierde, um Männer zur «höchsten Begierdelosigkeit» zu führen, und fordert sie auf, in sie einzudringen, um über das Körperliche hinauszugelangen. Vasumitrā unterrichtete Sudhana in der Fähigkeit, durch den Gebrauch aller Sinne die Leidenschaft abzulegen. (Bezeichnenderweise war Sudhana von der Nonne Simhavijrimbhitā, einer Meisterin im Durchschauen aller Eitelkeiten, zu Vasumitrā geschickt worden, um zu lernen, wie die Lehre durch praktische Anwendung der eigenen Erkenntnis umzusetzen sei.)

Andere Schriften berichten von Bodhisattvas, die nach mehreren Millionen Jahren der strengen Einhaltung ihres Keuschheitsgelübdes diesem entsagten, um eine Schülerin der Erleuchtung näherzubringen. Ein Text erklärt sogar offen: «Wenn eine Frau sich heftig in einen Bodhisattva verliebt und bereit ist, ihr Leben für ihn zu opfern, hat er die Pflicht, sie zu retten, indem er alle ihre Begierden befriedigt.»[17] Es folgen einige charakteristische Geschichten in diesem Sinne.

In Māras Gefolge befanden sich zweihundert göttliche Jungfrauen, die einst voll Begierde ausriefen: «Wenn nur ein Mann uns liebkoste und umarmte, so wollten wir ihm überallhin folgen.» Ein Bodhisattva mit scharfen Ohren hörte dies, verwandelte sich in zweihundert vollkommene Götter und erfüllte die Sehnsüchte aller Mädchen zugleich. Glücklich und befriedigt erwiesen sie ihm nun große Ehre. Der Bodhisattva erläuterte ihnen den Dharma auf angemessene Weise, und die Maiden erweckten den Erleuchtungsgedanken in sich.[18]

Die Legende vom Bodhisattva der verketteten Knochen erfreute sich in China großer Beliebtheit: Eines Tages erschien im Dorf eine fremdartige Schönheit. Das erlesene Geschöpf umarmte jeden zärtlich, der ihre Gunst suchte, und kein Mann, der ihr Lager geteilt hatte, war je wieder derselbe. Nach ihrem Tod – sie starb mit vierundzwanzig – erschien ein berühmter Mönch aus Zentralasien an ihrem Grab und zelebrierte eine besondere Bestattungszeremonie. Als man ihn nach dem Grund für diese Verehrung fragte, erklärte der Mönch den Dorfbewohnern: «Dieses Mädchen war in Wirklichkeit der Bodhisattva der verketteten Knochen. Er hatte sich verpflichtet zu geben, was immer von ihm verlangt wurde, um die Menschen zur Erlösung zu führen.» Das Grab des Mädchens wurde geöffnet, und ein Skelett mit zierlich verketteten Knochen trat zutage.[19]

Nach dem japanischen Volksglauben nahmen die Bodhisattvas Fugen (Samantabhadra) und Kannon (Avalokiteshvara) die Gestalt schöner Frauen an. Ein tugendhafter Priester übte sich jahraus, jahrein in Askese, in der Hoffnung, einmal einen Blick auf Fugen zu erhaschen. Eines Nachts im Traum erhielt er den Befehl, das Haus einer berühmten Kurtisane zu besuchen. Als der Priester ihr Gemach betrat, sah er, wie das Mädchen eine Schar junger Männer unterhielt. Auf einmal wurde sie zu Fugen, strahlend und majestätisch, und das Liedchen, das sie ihren Kunden vorgetragen hatte, verwandelte sich in Worte aus den buddhistischen Sūtras. Der Priester bemerkte, daß nur er sie sehen konnte. Später erschien ihm Fugen und sprach: «Sprich zu niemandem über das, was du gesehen hast, denn nur die, die reinen Herzens sind, können mich in meiner wahren Gestalt schauen.»[20]

Eine andere Geschichte über Fugen wurde in einem bekannten Nō-Stück verarbeitet. Der wandernde Dichter-Mönch Saigyō bat eines Nachts an einem Haus um Unterkunft. Die Hausherrin wies ihn ab, da sie allein war. Saigyō trug ihr daraufhin diese poetische Bitte vor:

Bevor ich der Welt entsagte,
wäre deine Weigerung gerecht gewesen,
doch warum verwehrst du nun
dem Mönch im schwarzen Gewand
ein Nachtlager in dieser Traumwelt?

Die Dame blieb hart:

Ich weiß, du bist
einer, der der Welt entsagt hat,
aber in dieser Traumwelt
muß ich dich
vor den irdischen Fesseln schützen.

Im Nō-Stück erscheint die Dame dem Saigyō später als Fugen und erklärt ihm, ihre Weigerung sei in Wirklichkeit ein Akt der Gefälligkeit zum Schutze seines Rufes gewesen.[21]

Kannon, die Göttin der Barmherzigkeit, erscheint in der

chinesischen und in der japanischen Kunst häufig als «Mädchen mit einem Fischkorb». Eines Tages tauchte ein bezauberndes junges Mädchen auf einem dörflichen Markt auf, und alle heiratsfähigen Männer hielten um ihre Hand an. «Ich werde denjenigen zum Manne nehmen, der das *Kannon-Sūtra* in einer Nacht auswendig lernen kann», erklärte ihnen das Mädchen. Da es am nächsten Morgen zwanzig erfolgreiche Kandidaten gab, sprach sie: «Ich werde denjenigen heiraten, der das *Diamant-Sūtra* in einer Nacht auswendig zu lernen vermag.» Zehn bestanden diesen Test. «Immer noch zu viele», befand sie. «Ich werde den Mann heiraten, der das *Lotos-Sūtra* innerhalb von drei Tagen beherrscht.» Einem entschlossenen jungen Mann gelang die eindrucksvolle Tat, und das Paar plante die Hochzeit. Kurz vor der Zeremonie erkrankte das Mädchen und starb. Nun mußte der Bräutigam sich mit der Erinnerung an sie zufriedengeben. Einige Zeit später erschien ein Mönch und ließ das Grab des Mädchens öffnen. Es enthielt einen Körper aus purem Gold.[22] (In Japan nahmen die Freudenmädchen nicht selten den Künstlernamen «Kleine Göttin der Barmherzigkeit» an. Selbst heute noch gebrauchen manche Japaner den Euphemismus «die Kannon anbeten gehen» für den Besuch einer Striptease-Vorstellung.)

Auch wenn Vimalakīrti, Shrīmālā, die weiblichen Bodhisattvas, Sudhana und all die anderen legendäre Gestalten sein mögen, haben ähnliche Gestalten gewiß existiert. Hier sind einige dokumentierte Beispiele aus den frühen Tagen des Buddhismus (weitere Beispiele finden sich in den Kapiteln über Tantra und Zen).

Kumārajīva, der im 4. Jahrhundert in Zentralasien geboren wurde, trat dem buddhistischen Orden mit sieben Jahren bei. Vom glänzenden Schüler entwickelte sich Kumārajīva zu einem Meister des exoterischen und esoterischen Buddhismus. Der Mönch wurde vom chinesischen Kaiser nach China eingeladen, um dort die buddhistische Lehre zu verkünden und die Übersetzung der Schriften zu überwachen. Unterwegs entführte ihn jedoch ein lokaler Fürst, der den berühmten Gelehrten in seinem eigenen Reich festhalten wollte. Nach einem fast zwanzigjährigen Hin und Her entsandte der Kaiser schließlich eine Armee, die den Fürsten unterwerfen und Kumārajīva in die Hauptstadt bringen sollte.

Der Kaiser, ein pragmatischer Chinese, wollte Kumārajīvas verschwenderische Talente irgendwie verewigt sehen. In der Hoffnung, daß etwas von seinem Glanz auf seine Nachkommen übergehen würde, schenkte der Kaiser Kumārajīva zehn junge Bräute und befahl ihm, so viele Kinder wie möglich zu zeugen. Kumārajīva fühlte sich verpflichtet, Folge zu leisten, und sein Verstoß gegen die Ordensregel schadete seinem Ansehen als Patriarch des chinesischen Buddhismus und großer buddhistischer Gelehrter und Übersetzer nicht im geringsten. (Keines seiner Kinder erbte jedoch auch nur einen Funken seiner Begabung.)[23]

Won Hyo, mit dem Spitznamen der «Zügellose Mönch», war ein koreanischer Meister aus dem 7. Jahrhundert. Er wird als der tiefste und schöpferischste Denker dieses Landes verehrt. Eines Tages nahm ihn einer seiner Lehrer mit ins Bordell. «Es ist nicht gut für einen Mönch, die ganze Zeit im Himmel zu leben», sagte der Meister zu Won Hyo. «Es ist notwendig, ab und zu der Hölle einen Besuch abzustatten, schon um den Insassen behilflich zu sein.» Nachdem er die Nacht mit dem hübschesten Mädchen des Hauses verbracht hatte, warf Won Hyo seine Kleider ab, tanzte durch die Straßen und sang: «Das also ist das Universum!» Won Hyo ließ sich die Zeichen «ohne Hemmungen» in den Schritt seiner Hose sticken und unterhielt jede Dame, die seine Gesellschaft wünschte. Später wurde er der Liebhaber der Prinzessin Kwa, und sie bekam ein Kind. Won Hyos Motto lautete: «Nur jemand ohne Sorgen und ohne Furcht kann das Leben, den Tod und die Seelenwanderung meistern» (ein Vers aus dem *Avatamsaka-Sūtra*, ein Teil dessen «Die Wallfahrt des Sudhana» ist).[24]

Obgleich er es nicht verdient haben mochte, war Won Hyos Zeitgenosse K'uei-chi, der erste chinesische Patriarch der Schule der Merkmale des Daseins, dafür berühmt, daß er mit drei großen Wagen zu reisen pflegte – einer für seine Sūtras, einer für Fleisch und Wein und einer für Frauen.[25]

Die historische Gestalt der Khemā der Großen Weisheit ist vielleicht der Prototyp sowohl der Königin Shrīmālā als auch der Prajñāpāramitā, dem weiblichen Bodhisattva der Transzendenten Weisheit. Angetan mit ihrem ganzen fürstlichen Ornat meisterte Khemā die Lehre Buddhas, als sie ihm das erste Mal begegnete, und gelangte – noch immer in ihre prächtigen Gewänder gehüllt, juwelengeschmückt und nach Wohlgerüchen duftend – sofort zu Erleuchtung. Später wurde sie Nonne, doch ihre ursprüngliche Berufung hatte sie als unglaublich schöne und bezaubernde Laiin ereilt.[26]

Ambapāli war die größte Kurtisane ihrer Zeit. Als Buddha sie zum erstenmal sah, soll er ausgerufen haben: «Bei all ihrer Schönheit, die selbst Könige und Prinzen in ihren Bann schlägt, besitzt sie doch eine große Ruhe und Festigkeit. Frauen mit solchen Eigenschaften sind wahrlich selten auf dieser Welt!»[27]

Visākhā, die Wohltäterin, war eine Schönheit, die in großen Bottichen mit parfümiertem Wasser badete und sich in die feinsten Gewänder hüllte, während sie sich der Sache Buddhas widmete. Sie soll zehn Söhne und zehn Töchter geboren haben, hundertzwanzig Jahre alt geworden sein und immer das Aussehen und den Geist einer 16jährigen bewahrt haben. Buddha pries stets ihre große Mildtätigkeit und nannte sie eine ideale buddhistische Laienschwester – schön, großzügig, gütig und gläubig.[28]

Eine Betonung der grundsätzlichen Gleichheit von buddhistischen Laien und Mönchen, die Akzeptanz oder zumindest Toleranz gegenüber dem sexuellen Lebensbereich und die Berechtigung, Sex als Mittel einzusetzen, wenn das Bedürfnis entsteht, kennzeichnen die Haltung der gemäßigten Mahāyāna-Buddhisten. Extremer sind die tantrischen Buddhisten, die die Sexualität als wirksamstes Hilfsmittel auf der Suche nach der Befreiung sehen.[29]

Nüchterne Gelehrte haben vergeblich versucht, Tantra zu

seinem Ursprung zurückzuverfolgen, in der Hoffnung, seine Anfänge zu einer bestimmten Zeit an einem bestimmten Ort festmachen zu können. Dabei wird häufig verkannt, daß tantrische Empfindungen einen integralen, obschon häufig unterdrückten Teil der menschlichen Psychologie darstellen. Viele Weise des Ostens und des Westens haben erkannt, daß «Unabhängigkeit erst auf Abhängigkeit folgen kann» und daß «die Welt durch Leidenschaft gebunden und durch Leidenschaft erlöst wird».[30]

Tantra, in welcher Gestalt auch immer, basiert auf den folgenden Prinzipien: Das Leben in all seinen Formen wird bejaht und die Welt der Phänomene als gültig anerkannt; die natürlichen Gegebenheiten sind von immanenter Reinheit; die Komplexität der psychophysischen Beschaffenheit des Menschen wird erforscht und der Körper als Mikrokosmos des Universums gesehen; die Notwendigkeit, in der gegenwärtigen Existenz die Wahrheit zu finden, wird betont. Einer der wichtigsten Faktoren des Daseins ist die Sexualität, eine pulsierende Kraft, die das menschliche Wesen von der Empfängnis an belebt. Eine rücksichtslose Unterdrückung der Neigung, die Vereinigung mit dem anderen Geschlecht zu suchen, verbittert die Menschen, wie die Anhänger des Tantra glauben, und macht sie morbide, zwanghaft und neurotisch. Eine Negierung des Sexualtriebs ist für alle Menschen bis auf einige wenige unmöglich. Daher ist es weit besser für uns, unsere natürlichen Begierden neu auszurichten und umzuwandeln. Die nicht zu leugnende Glückseligkeit, die während des sexuellen Höhepunkts empfunden wird, kann, richtig verstanden, zu einer religiösen Erfahrung ersten Ranges werden – der Geschlechtsverkehr wurde sogar zum höchsten tantrischen Symbol für die Große Glückseligkeit der Befreiung erhoben.

Die tantrischen Buddhisten, Vertreter des Vajrayāna, waren mit den ungesunden Keuschheits- und Entsagungsforderungen der Puritaner unzufrieden. Die großen philosophischen Systeme und der aufgeblähte intellektuelle Überbau großer

Teile des Mahāyāna erregten ihre Ungeduld. Sie wünschten sich statt dessen einen positiveren, direkteren und konkreteren Ansatz. Sexualität sollte ein Teil der buddhistischen Gleichung sein, beharrten einige: «Liebe war die Hauptbeschäftigung Gotamas, als er noch als Prinz im Palast lebte. Daher muß diese mit seiner späteren Buddhaschaft in Zusammenhang stehen. Warum sollten wir also nicht in seine Fußstapfen treten?»

Von Anfang an war es implizit, daß «das Nirvāna Samsāra ist und in den Begierden selbst Erleuchtung liegt». Vor Gotamas höchster Erweckung erschien ihm die Welt Samsāra zu sein – hoffnungslos durcheinander, verderbt und böse. Als er jedoch zum Buddha wurde, nahm er alles im Glanze des Nirvāna wahr, und das Dasein wurde ihm geordnet, gesund und gut. Die äußeren Faktoren, die Gotama Buddha umgaben, hatten sich natürlich nicht verändert; es war sein Bewußtsein, das sich verändert hatte. Samsāra ist mit anderen Worten eine Krankheit der Seele und kein fester Zustand. Wird der Geist von unkontrollierbaren Gedanken und Ängsten heimgesucht und von Leidenschaften umwölkt, kann die Welt zum Ort des Schreckens werden; ist der Geist aber frei von allen Makeln, ruhig und hell, existiert nur noch das Nirvāna.

Das ist die Hauptaussage der Geschichte von Vasishtha, einem Brahmanen, der durch viele Inkarnationen hindurch sechstausend Jahre erfolglos Askese geübt hatte – er war der Erlösung nicht näher als zu Anfang. Ein Seher geleitete ihn in ein (einigen Berichten zufolge in China gelegenes) magisches Reich. Dort entdeckte Vasishtha zu seinem Entsetzen Buddha, wie er sich, erhitzt vom Wein, mit einer Schar schöner Frauen ergötzte. Der empörte Vasishtha beschuldigte Buddha der Unmoral. Buddha setzte ihm ruhig das wahre Wesen des tantrischen Diamantenen Pfades auseinander: «Befreiung von allen Beschränkungen». Vasishtha ließ sich überzeugen und erlangte schließlich Erleuchtung durch «die ungehinderte Anwendung der tantrischen Prinzipien».[31] Ebenso erklärte Saraha, einer der Patriarchen des tantrischen Buddhismus: «Erst nachdem ich einer Frau beigelegen hatte, wurde ich ein reiner Mönch.»[32]

Die Leidenschaften, so konstatieren die tantrischen Buddhisten, sind das Rohmaterial der Erleuchtung – keine Hindernisse, sondern echte Bausteine. Die Lust, die stärkste aller Leidenschaften, könnte – richtig angewendet – unsere wichtigste Verbündete statt unsere tödlichste Feindin sein. Im Tantra ist der Geschlechtsakt neutral; wenn sich jemand wie ein Tier verhält oder auf irgendeine Weise bösartig ist, sind die Konsequenzen schwerwiegend, verhält man sich jedoch wie ein Bodhisattva, ist die Erlösung für beide Partner nahe. Der Koitus ist im allgemeinen durch animalische Triebe und oberflächliche Gier beeinträchtigt. Doch selbst in einem solchen Fall gibt es für einen oder beide Beteiligten gewöhnlich die flüchtige Erfahrung einer nichtdualistischen Glückseligkeit. Die Anhänger des Tantrismus trachten, dieser Erfahrung im Zustand akuter Erregung Dauer zu verleihen und messen ihr kosmische Bedeutung bei. Für die Vajrayāna-Buddhisten idealisiert eine solche Kommunion die Leere und die höchste Glückseligkeit der Erweckung.

Die sexuelle Vereinigung versinnbildlicht die höchste Glückseligkeit. Das weibliche Element ist die Verkörperung der Prajñā, der Transzendenten Weisheit; die Yoni der Frau ist die Stätte reinster Glückseligkeit. Das männliche Element wird durch Upāya symbolisiert, die Geschicklichkeit in der Methode, die nötig ist, um Erleuchtung zu erlangen; der Lingam (Phallus) verkörpert die demantene Härte der buddhistischen Leere. Die Vater/Mutter-Darstellungen (Yab-Yum) der tibetischen Buddhisten geben die Vision des Vajrayāna dreidimensional wieder – die Gegenpole der Welt der Phänomene in vollkommener Einheit, im Gleichgewicht ruhend und erfüllt. Diese dynamischen erotischen Bilder sollen die Würde in der Welt der Phänomene ausdrücken und nicht, wie buddhistische und christliche Puritaner glauben, ihre Entartung. Das tibetische Mantra OM MANI PADME HUM enthält die gleiche Lehre in konzentrierter Form: OM = der Ursprung allen Lebens; MANI = das Juwel des männlichen Prinzips; PADME = der Lotos des weiblichen Pols; HUM = die Einheit der beiden in einem Bewußtsein, die Gestaltwerdung der Leere, die Weisheit in der Geschicklichkeit in der Methode und das Nirvāna im Samsāra: «Aus dieser Einheit entsteht die reine Erkenntnis, die das Wesen aller Dinge erhellt.»

Ein Wegführer nach Shambhala beschreibt die Initiation eines Heilssuchers in das buddhistische Tantra-Ritual:

> Die Gesichter der sagenhaften Jungfrauen [die in dem Land an der Grenze von Shambhala leben] sind so lieblich wie der Mond, so schön wie Lotosblüten, und ihre Augen gleichen blauen Blumen. Perlenverzierte Schärpen aus feinstem Tuch umhüllen ihre goldenen Leiber. Ihre anmutigen, juwelengeschmückten Glieder bewegen sich wie Äste, die in einer sanften Brise schwanken.
>
> Kaum haben die Mädchen dich erblickt, werden sie von wilder Leidenschaft ergriffen und schwärmen aus wie aufgeregte Bienen, die nach Honig lechzen. Lächelnd und mit Blicken aus den Augenwinkeln, so daß eure Geister zu einem zu verschmelzen scheinen, umarmen sie dich und schlingen ihre verführerischen Gliedmaßen um deinen Körper, wie Ranken einen Baum umschlingen. Warum sich nicht an diesen Mädchen ergötzen, die die Reinheit und Geistesmacht erleuchteter Wesen erlangt haben? Koste den Honig ihrer Brüste, der sich dir darbietet, als ob Blumen dir ihren Nektar schenkten.
>
> Dann wird eine große Woche der Freude und Glückseligkeit dich in Höhen tragen, die jenseits aller körperlichen Empfindungen liegen. Die Glut eines inneren Feuers, wie das Feuer, das am südlichen Rand des Universums flackert, wird deinen Leib durchströmen, das Dickicht geistiger Umschattung niederbrennen, deinen Körper reinigen und in den unzerstörbaren Diamantleib der Glückseligkeit verwandeln. Auf welche andere Weise kannst du dies so schnell erreichen?[33]

Mehrere Vajrayāna-Schriften, die die Praktiken des tantrischen Buddhismus beschreiben, sind uns überliefert. Die Kompilierung dieser Texte muß sehr willkürlich vonstatten gegangen sein, denn sie bestehen in der Regel aus einem verwirrenden Gemisch von Erhabenem, Entsetzlichem und Lächerlichem. Die meisten enthalten die ausdrückliche Warnung: «Diese Lehren führen, wenn sie richtig verstanden werden, zur Erlangung der Buddhaschaft noch in diesem Leben; werden sie jedoch mißgedeutet, muß man für ewig in der Hölle brennen.» Nur sehr wenige waren wirklich geeignet, Tantra zu praktizieren, und die echten tantrischen Meister waren außerordentlich wählerisch, was ihre Schüler betraf. Buddhistische Gurus bestanden üblicherweise darauf, daß sich die angehenden Kandidaten vor ihrer Initiation jahrelangen (klösterlichen) Hīnayāna- und (moralischen) Mahāyāna-Exerzitien unterzogen. Einige Lehrer verlangten aus Vorsicht sogar, daß die Riten nur visualisiert und nicht tatsächlich ausgeführt wurden. In jedem Fall mußte das Streben eines tantrischen Buddhisten ausschließlich auf den Wunsch gerichtet sein, alle Lebewesen von Leid und Elend zu befreien.

Sexualität ist natürlich von zentraler Bedeutung für die Vajrayāna-Schriften. Einige beginnen sogar mit dem Satz: «Also habe ich gehört: Als der Buddha in der Vagina seiner Gefährtin ruhte, gab er folgende Unterweisung...»[34] Die buddhistischen Tantras waren in vier Schwierigkeitsgrade eingeteilt – Kriyā-, Charyā-, Yoga- und Annutara-Yoga –, die den vier Phasen der körperlichen Liebe entsprachen: Lächeln, sehnsüchtige Blicke, Umarmungen und Vereinigung.

In starkem Kontrast zur in den Hīnayāna- und Mahāyāna-Schriften so häufig anzutreffenden Frauenfeindlichkeit werden Frauen in den buddhistischen Tantras bedingungslos verehrt – ein Text verkündet offen: «Die Buddhaschaft wohnt in den weiblichen Geschlechtsorganen»[35] – und gelten als Trägerinnen der Mahāmudrā, des «Großen Siegels», und Symbol der Erleuchtung. Eine Frau, die die höchste Befreiung erlangt hat, wird in einem Tantra als «weder zu groß noch zu klein, weder sehr schwarz noch sehr weiß, aber dunkel wie ein Lotosblatt» beschrieben. «Ihr Atem ist süß, ihr Schweiß duftet nach Moschus und ihre Yoni wie Lotosblüten und Paradiesholz. Sie ist heiter, beherzt, und ihre Rede ist angenehm, ihre Haare glänzen, und sie hat einen üppigen Leib – ein herrliches Geschöpf!»[36]

In derselben Vajrayāna-Schrift wird folgende tantrische Zeremonie geschildert:

Der männliche Partner sollte sich vorstellen, Buddha zu sein, während der weibliche Teil sich als die Herrin der Erhabenen Weisheit fühlen sollte. Sie sitzen zueinander gewandt und schauen sich mit heftigem Verlangen an. Sie küssen und umarmen sich zärtlich, dann läßt sie ihn an ihrem Lotos (Yoni) saugen. Als nächstes verlangt sie das Äußerste von ihm und fragt ihn, ob er ihren Kot zu essen und ihren Urin zu trinken vermöchte.

«Sieh meine schöne Lotosblüte», sagt sie zu ihm, «in der Mitte geschmückt mit einem Stempel. Lege deine Füße auf meine Schultern und dringe mit deinem Vajra-Stab in meine Lotosblüte ein.»

«Gib mir», ruft sie von Leidenschaft entflammt aus, «eintausend, einhunderttausend, zehn Millionen, einhundert Millionen Stöße!»

Dem Mann wird geraten, in dieser Phase still zu verharren, während die Frau die Bewegungen vollführt, um sich besser auf die heftigen Lustempfindungen konzentrieren zu können. Das Paar wird angewiesen, nach dieser ersten meditativen Vereinigung folgende Liebestechniken anzuwenden: Lusterwecken, Schaukeln, Kniehalten, Schenkelreiben, Fußbewegen, Bodendrücken, gemeinsamer Höhepunkt, abwechselnd, das Instrument besteigen, ein Bein hoch, Honigwabe, Schildkröte und «jede glückverheißende Art und Weise». (Trotz der kurzen Beschreibungen bleibt die genaue Ausführung der einzelnen Stellungen unklar – Anweisungen aus erster Hand schienen erforderlich zu sein.)

Zur Vollendung des Rituals muß der Mann den ganzen

Körper der Frau küssen und verherrlichen. Dem Paar wird geraten, sich nach diesen anstrengenden Verrichtungen an Fleisch, Fisch und Wein zu laben. Das Tantra zieht folgenden Schluß: «Jedesmal, wenn ein Paar sich umarmt und sie einander als Gott und Göttin erkennen, wenn der Stab in die Lotosblüte eindringt, wird gewiß Erleuchtung eintreten.»

Die Ausführenden dieser tantrischen Riten scheinen zuweilen verheiratet gewesen zu sein, aber in einigen Schulen wurden die Partner alljährlich ausgetauscht – ein Buddhist sollte sein Herz nie an eine Person oder Sache hängen, war die Begründung. In anderen waren die Verbindungen völlig beliebig.

Nach einigen tantrischen Schriften steht dem Mann die Ejakulation frei, im allgemeinen wurde jedoch vom Samenerguß abgeraten, da «die Wonne, den Samen zurückzuhalten und wieder zurückzuleiten, hundertmal größer ist als bei der Ejakulation». Ganz praktisch gesehen, war die Einhaltung des Samens eine Form der Empfängnisverhütung. Die Fähigkeit, den Samenerguß beherrschen zu können, war eine Voraussetzung für den Eintritt in eine tantrische Schule. Außerdem negiert die Ejakulation bestimmten buddhistischen Tantras zufolge alles und kann zu Wahnsinn und Tod führen. Diese Texte setzen den Samen mit Bodhichitta, dem Erleuchtungsgeist, gleich. Da der Samen als physische Manifestation des Erleuchtungsgeistes gilt, darf er niemals verschwendet werden. Vielmehr muß er während des tantrischen Koitus im Innersten des Mannes konzentriert werden und durch die drei Kanäle feinstofflicher Energie zum Scheitelpunkt hinaufgeführt werden, um dann wieder durch den Körper zu zirkulieren. (Man glaubte, ein fortgeschrittener Tantriker blute Samen anstatt Blut, wenn er sich verletze.) Einige Tantras verschrieben sogar die Einnahme von Bodhichitta-Pillen, die aus Samen und Menstruationsblut hergestellt wurden, um Symptome der Dualität und Unvollkommenheit zu kurieren.[37]

Wie wendeten die Anhänger des Vajrayāna-Buddhismus solche Lehren nun in der Praxis an?

Die *Geschichten von den 84 buddhistischen Asketen*[38] [Mahāsiddhas; Anm. d. Übers.] erzählten die spirituellen Abenteuer der Vajrayāna-Meister, die zwischen dem 8. und 12. Jahrhundert in Indien wirkten. Dazu gehört auch Babhaha, der Freie Liebhaber.[39] Seine Geschichte beginnt mit diesem ekstatischen Gedicht:

Lust! Lust! Hemmungslose Lust!
Hemmungslose wunschlose Lust!
Jeder Gedanke ist Lust!
Oh, welch unerreichbare, geheime Lust![40]

Babhaha ist von den Freuden der Liebe berauscht. Ein Guru hatte ihn gelehrt, den Koitus nicht nur als angenehme Abwechslung zu betrachten, sondern als spirituelle Vereinigung höchster Ordnung. Der Guru übergab Babhaha diesen Vers zur Kontemplation:

Im Lotos-Mandala deiner Partnerin,
einer überlegenen, geschickten Gefährtin,
verbinde deinen weißen Samen
mit ihrem Ozean von rotem Samen.
Sodann absorbiere, verwandle und mische dieses Elixier,
und deine Ekstase wird nie vergehen.
Nun erwecke die Lust jenseits der Lust –
beschwöre sie, untrennbar von der Leere.[41]

Nachdem er diese Technik, vermutlich mit mehreren Partnerinnen, zwölf Jahre lang geübt hatte, wurde Babhaha erleuchtet.

Auch der Mönch Ghantāpa gelangte auf ähnliche Weise über die Lust zur Erleuchtung.[42] Er war für seine strenge Einhaltung der Klostervorschriften und als Meister der buddhistischen Lehre bekannt. Ghantāpa hatte schon mehrfach die Bitten seines Königs, doch in den Palast zu ziehen, zurückgewiesen und diesem gesagt: «Dein Königreich ist voll des Lasters.»

Über diese hochmütige Weigerung verärgert, spannen der König und die Königin mit Hilfe einer listigen Kurtisane eine Intrige, um den Asketen zu verführen. Die Kurtisane benutzte ihre zwölfjährige jungfräuliche Tochter – «lieblich von Erscheinung, mit einem üppigen Leib, einem verführerischen Gang und einer süßen Stimme» – als Köder, und der Mönch erlag schließlich ihrem Zauber. In Liebe vereint, durchlebte das Paar alle Stufen der Glückseligkeit – natürlich, spirituell, nichtdualistisch und kosmisch – und «wandelte gemeinsam bis ans Ende des Pfades zur Befreiung».

Sodann nahmen sie ihre Übungen als ein Körper und eine Seele auf, und das Mädchen gebar ein Kind. Es gab eine dramatische Begegnung mit dem König, der Ghantāpa der Lasterhaftigkeit beschuldigte. Daraufhin stellte Ghantāpa seine Heiligkeit durch eine Reihe von Wundern unter Beweis und belehrte das Volk mit diesen Worten:

Wenngleich auch Arznei und Gift das Gegenteil bewirken,
sind sie doch in ihrem innersten Wesen gleich;
ebenso sind schlechte Eigenschaften und Hilfen auf dem Pfad
im Wesen eins und sollen nicht geschieden sein.
Der wahre Weise weist nichts zurück,
doch das unerleuchtete geistige Kind
verliert sich, fünfmal vergiftet, im Samsāra.[43]

Ghantāpa und seine treue Gemahlin erlangten in Einheit die höchste Erleuchtung und gingen gemeinsam ins buddhistische Paradies ein.

Diese beiden Geschichten charakterisieren ein Verhalten, das als typisch für die Vajrayāna-Meister galt. Der gleiche Text erzählt jedoch auch von Asketen, die die Enthaltsamkeit zum Schlüssel ihrer Übungen machten, und weist damit Keuschheit als ein ebenso wirksames Mittel aus.

So verzichtete Denigpa auf sein Amt als Palastminister, um sich auf den Pfad zur Erlösung zu begeben. Er demütigte sich als Sklave und wurde schließlich zum Wächter der Tempelprostituierten gemacht. Ungeachtet seiner Umgebung führte Denigpa zwölf Jahre lang ein keusches Leben. Eines Nachts beobachtete ein Freier, der zufällig in Denigpas Hütte gestolpert war, wie der Sklave von einer Gruppe himmlischer Jungfrauen angebetet wurde. Man erkannte in Denigpa den Heiligen, und er bekehrte schließlich seine Herrin und die übrigen Mädchen zum Buddhismus.[44]

Lakshmīnkarā[45] weigerte sich, den Prinzen zu heiraten, dem sie versprochen war. Nachdem sie ihre Besitztümer unter den Armen in ihres Vaters Reich verteilt hatte, warf sie ihr königliches Gewand ab, rieb sich mit Asche ein und floh auf den Friedhof, um dort zu meditieren. Sie gelangte auf dem schwierigen Pfad der strengen Keuschheit zur Erleuchtung und lehrte ihre Schüler, «die reine Lust der Befreiung über die Lust der Sinne zu stellen».

Das geheime Leben und die Lieder der Dame Yeshe Tsogyel[46] beschreibt mit der ganzen für die Vajrayāna-Schriften charakteristischen phantastischen Bildhaftigkeit das innere und äußere Leben einer tantrischen Adeptin. Tsogyel heiratete im Alter von dreizehn den Kaiser von Tibet. Drei Jahre später wurde sie jedoch dem Großen Guru Padmasambhava zur Befriedigung seiner Sinne geschenkt. (Solche großzügigen Geschenke an einen Guru waren im tibetischen und indischen Tantrismus üblich.) Padmasambhava nahm sie zwar als Schülerin an, verlangte aber, daß Tsogyel sich zunächst mit jedem Zweig der buddhistischen Gelehrsamkeit vertraut machte und sich zur Nonne weihen ließ. Tsogyel war eine glänzende Schülerin und meisterte rasch alle notwendigen Schriften. Im Alter von zwanzig war sie soweit, daß sie in den tantrischen Ritus eingeführt werden konnte. Während der Zeremonie übernahm der Guru in seiner Verkörperung als Heruka («der Zornige») «die Herrschaft über ihren Lotosthron mit seinem flammenden Diamantstab».[47]

Padmasambhava sprach zu Tsogyel: «Ohne einen Gefährten, einen Kenner der Geschicktheit in der Methode, gibt es keinen Weg, die Geheimnisse des Tantra zu erfahren.»[48] Er sagte ihr den Namen eines 16jährigen Jungen, und wo dieser zu finden sei. Sie ging zu ihm, und die beiden schlossen sich sieben Monate lang in einer Höhle ein und erlebten unablässig die «Vier Freuden» – «freudige Erregung», «ekstatisches Entzücken», «besonderes Entzücken» und «gemeinsam anschwellendes Entzücken».

Darauf schlug Tsogyel eine völlig entgegengesetzte Richtung ein und praktizierte als «Eisjungfrau» eine lange einsame Askese in den kältesten Bergen Tibets. In den langen Nächten der Meditation wurde Tsogyel, ähnlich wie Gotama Buddha, von ihren inneren Dämonen angegriffen. Zuerst lockten sie mit Nahrung und materieller Bequemlichkeit. Dann kam heftigste sexuelle Begierde über sie. Die schönsten Jünglinge, die man sich vorstellen kann, erschienen ihr. In ihren Visionen streichelten sie sie, liebkosten ihre Brüste und ihre Vagina und zeigten ihr ihre Geschlechtsteile, wobei sie neckend ausriefen: «Wie wär's damit, Herzblatt?» oder «Möchtest du ihn nicht melken, Liebling?»[49]

Tsogyel überlebte diese und andere Torturen während ihrer drei Jahre dauernden Klausur, aber sie wurde von ihrem Guru scharf getadelt, da sie nur die Einsiedlerin gespielt habe und zu stolz gewesen sei zuzugeben, daß sie noch menschliche Gefühle und Begierden wie jeder andere empfunden hatte. Tsogyel wandte sich wieder der Welt zu und kehrte zu ihrem Gefährten zurück, sie nahm sogar noch zwei Männer dazu. Nach zahlreichen Prüfungen erhielt Tsogyel schließlich die volle tantrische Initiation und wurde in eine «Himmelswandlerin», eine Adeptin höchster Ordnung, verwandelt. Padmasambhava sprach zu ihr: «Grundbedingung für die Erleuchtung ist ein menschlicher Körper. Männlich oder weiblich macht keinen großen Unterschied. Doch wenn der Geist sich zur Erleuchtung hinwendet, ist der Körper der Frau besser.»[50]

Noch viele Jahre danach wirkte Tsogyel zum Wohle aller – sie speiste die Hungernden, kleidete die Nackten, pflegte die Kranken, belehrte die Unwissenden und schenkte «ihre Geschlechtsteile den Wollüstigen».[51] Durch ihre Fähigkeiten als

Himmelswandlerin gelang es ihr, sieben Männer, die sie vergewaltigt hatten, zu bekehren. Sie erweckte das Bewußtsein der Männer mit diesem Lied:

Meine Söhne, ihr seid einer erhabenen Gefährtin begegnet,
  der Großen Mutter,
und Kraft eurer Vorräte an gesammelten Verdiensten
habt ihr glücklich die Vier Ermächtigungen erlangt.
Strebt nach der Entfaltung der Vier Ebenen der Freude.

Sobald ihr mein Leibes-Mandala erblicktet,
war euer Geist besessen von Lust,
und euer Vertrauen hat euch die Vase der Initiation
  [den Geschlechtsverkehr] gebracht.

Erfaßt das wahre Wesen der Lust,
begreift es als eure schöpferische Vision der Gottheit,
die niemand anders ist als die Yidam-Gottheit selbst.
Meditiert über den wollüstigen Geist als göttliches Wesen.

Vereinigt mit dem Raum, dem geheimen Mandala der
  Gefährtin,
alle Energiezentren angeregt durch eure Lust,
wurde der Haß in euch gestillt, und liebende Güte trat hervor.

Deren Kraft gewann euch die mystische Initiation.
Erfaßt das wahre Wesen der Freude,
verbindet es mit eurer Lebensenergie und haltet diese
  eine Weile aufrecht.
Wenn das nicht Mahāmudrā ist, so existiert sie nicht.
Erfahrt die Lust als Mahāmudrā.

Vereint mit der Sphäre der reinen Lust der Gefährtin,
inspiriert zu unwillkürlicher Bemühung,
verband sich euer Geist dem meinen.
Die Gabe dieser Segnung ist die Weisheitsinitiation.

Habt aufmerksam acht auf das Wesen der Lust,
erkennt reine Lust als die Leere,
dann ist das die Unbefleckte Reine Lust.
Erfahrt die Reine Lust als Höchste Freude.[52]

Tsogyel heiratete zudem einen Leprakranken und war ihm eine vorbildliche Frau. Sie starb in hohem Alter und wird als höchste tibetische Meisterin des Tantra verehrt.

Auch Machig Lapdron war eine berühmte Himmelswandlerin.[53] Sie erhielt im Traum den Befehl, sich einen Gefährten zu suchen und «eine Einheit aus der Geschicklichkeit in der Methode und tiefer Erkenntnis zu schaffen».[54] Eine solche Verbindung würde die Erkenntnisse, die sie während ihrer Askese erlangt hatte, festigen und mehren. Als sie zum ersten Mal mit ihrem Gefährten Topabhadra zusammenkam, füllte sich der Raum, in dem sie sich befanden, mit Regenbogenlicht, das aus weißen und roten Kugeln entsprang. Sie heirateten, und Machig bekam mehrere Kinder.

Interessanterweise übernahm ihr Mann den größten Teil der Kindererziehung, da Machig, als das Älteste vier Jahre alt war, ihre Klausuren und Wallfahrten fortsetzte. Schließlich vereinten sie sich wieder, und alle Familienmitglieder wurden zu Meistern des Tantra. (Eine andere Biographie von Machig erzählt, daß sie eine Weile heftig unter einem täglichen sexuellen Ausfluß gelitten habe. Ein Guru diagnostizierte ihren traurigen Zustand als eine Strafe für die Ausübung sexueller Yogapraktiken, ohne zuerst die Zustimmung ihres ersten Partners zu suchen. Dies beweist, daß das Tantra sehr wohl bestimmte Regeln aufweist.)[55]

Die Himmelswandlerinnen oder Dākinī treten in verschiedenen Erscheinungsformen auf. In einem Text finden sich folgende Ausführungen über die Hauptarten von Dākinī:

> Die Dākinī der Weisheit ist schön, feurig und strahlend. Sie trägt fünf weiße Male an ihrem Haaransatz und ist mitfühlend, rein, tugendhaft und hingebungsvoll. Ihr Leib ist

wohlgestaltet. Die Vereinigung mit ihr bringt Glückseligkeit in diesem Leben und verhindert den Sturz in die Hölle im nächsten.

Die Buddha-Dākinī hat einen bläulichen Teint und ein strahlendes Lächeln. Ihre Wollust ist gering, sie lebt lange und gebiert viele Söhne. Die Vereinigung mit ihr schenkt langes Leben und die Wiedergeburt im Paradies der Dākinī.

Die Diamant-Dākinī ist schön, mit einem üppigen Leib. Sie hat lange Augenbrauen und eine süße Stimme. Sie liebt Gesang und Tanz. Die Vereinigung mit ihr schenkt Erfolg im Leben und die Wiedergeburt als Gott.

Die Edelstein-Dākinī hat ein hübsches, weißes Gesicht mit einem zarten gelben Schimmer. Ihr Leib ist schlank, und sie ist groß. Ihre Haare sind weiß, und Eitelkeit liegt ihr fern. Die Vereinigung mit ihr bringt Wohlstand im Leben und verschließt die Pforten der Hölle.

Die Lotos-Dākinī hat eine leuchtendrosa Haut, einen glatten Teint, einen kurzen Leib mit ebensolchen Gliedmaßen und breiten Hüften. Sie ist wollüstig und redselig. Die Vereinigung mit ihr bringt zahlreiche Söhne hervor. Götter, Dämonen und Menschen werden bezwungen, und die Tore zur Unterwelt schließen sich.

Die Dākinī der Tat hat eine strahlendblaue Haut mit bräunlicher Färbung und eine breite Stirn. Sie ist recht grausam. Die Vereinigung mit ihr wehrt Feinde ab und schließt die Pforten der Unterwelt.

Die Weltliche Dākinī hat ein weißes, lächelndes und strahlendes Gesicht. Sie hat Achtung vor ihren Eltern und ihren Freunden. Sie ist vertrauenswürdig und großzügig mit ihren Gaben. Die Vereinigung mit ihr sichert den Fortbestand der Familie und eine Wiedergeburt als menschliches Wesen; sie schenkt Nahrung und Wohlstand.

Die Fleischfressende Dākinī hat einen dunklen, aschefarbenen Teint, einen breiten Mund mit herausstehenden Reißzähnen. Auf ihrer Stirn findet sich die Spur eines dritten Auges; sie hat lange krallenartige Fingernägel und ein schwarzes Herz in ihrer Vagina. Fleisch ist ihr die größte Köstlichkeit, und sie verschlingt die Kinder, die sie gebiert. Sie findet keinen Schlaf. Die Vereinigung mit ihr führt zu einem kurzen Leben, viel Krankheit, wenig Wohlstand und zur Wiedergeburt in der tiefsten Hölle.

Die Aschen-Dākinī hat gelbes Fleisch und eine aschene Haut von schwammiger Struktur. Sie ißt vom Feuerrost. Die Vereinigung mit ihr verursacht große Leiden und Schwäche sowie eine Wiedergeburt als hungriger Geist.[56]

Zu den historischen Figuren der Tantra-Tradition gehört Nāropa, der indische Weise.[57] Nāropa war verheiratet, aber seine Frau stimmte großmütig in die Scheidung ein, als sie erkannte, daß er entschlossen war, der Welt zu entsagen. Nāropa wurde schließlich der Schüler des Guru Tilopa, der sich während eines Teils seiner Schulung als Kuppler betätigt hatte. Tilopa unterwarf Nāropa vielen verschiedenen Übungen, darunter eine mit der Bezeichnung «Ewiges Entzücken».

«Nimm ein Mädchen», sprach Tilopa zu Nāropa. «Sie muß zwischen sechzehn und fünfundzwanzig Jahre alt sein.» Nāropa wurde darauf in der Praxis der Unteren Pforte darüber unterwiesen, wie man Samsāra und Nirvāna mit der Hilfe eines Sexualpartners vereint.[58]

Das Verhalten eines Guru ist niemals vorhersehbar. Eines Tages nämlich schalt Tilopa Nāropa plötzlich dafür, daß er als Mönch mit einer Frau geschlafen hatte. «Das ist nicht meine Schuld», wehrte sich Nāropa. «Mein Penis ist es, der all den Ärger verursacht.» In einem Anfall von Zorn darüber, daß er seine animalischen Triebe auch nach Jahren der Kasteiung nicht beherrschen konnte, schlug Nāropa mit einem Stein so lange auf seinen erigierten Penis ein, bis er vor Schmerz fast ohnmächtig wurde. Tilopa tröstete seinen Schüler daraufhin mit einer Abhandlung über die Wesensgleichheit von Lust und Schmerz!»[59]

Nāropa überlebte diese und andere Prüfungen und erlangte die vollständige Initiation in das Tantra. Er gab seine Kenntnisse an den Tibeter Marpa[60] weiter, der sein ganzes Leben lang ein Laienbekenner blieb und eine große Familie hatte. Marpas berühmtester Schüler war Milarepa, der meistgeliebte Dichter und Heilige Tibets.[61]

Milarepa pflegte splitternackt umherzuwandern. Eines Tages trachtete eine Horde Dämonen, ihm den Weg zu versperren, und ließ das Trugbild einer riesigen Yoni vor ihm erstehen. Milarepa brach den Zauber, indem er seinen erigierten Penis vorstreckte und dann einen phallusähnlichen Stein in einen wie eine Vagina geformten Fels setzte.[62] An dieser Stelle entstand später ein beliebter Schrein.

Dieser nackte Heilige wurde häufig dafür gescholten, daß er mit heraushängendem Penis umherspazierte. Eines Tages wurden Milarepa und sein Lieblingsschüler Rechungpa von der klugen Jungfrau Rechungma herausgefordert. Als sie der beiden Asketen ansichtig wurde, lachte sie höhnisch: «Ein alter Mann und ein grüner Jüngling ... stellen ihre Körper nackt und schamlos zur Schau ... zwei hemmungslose Schlingel ... ein Paar buddhistische Puppen.»

Milarepa und Rechungpa verteidigten sich mit einem langen, im Chor vorgetragenen Gedicht. Ihre Nacktheit etwa erklärten sie so: «Die achtlose Zurschaustellung unserer männlichen Teile beweist, daß wir ohne eingebildete Gefühle von Scham sind. Weiht man Leib und Seele der Religion, gibt es keinen Grund mehr, falsche Scham zu empfinden. Gier, Haß, Diebstahl und Vertrauensbruch sind wahrlich eine Schande, nicht jedoch die Nacktheit.»

Die Vorstellung der beiden überzeugte das Mädchen und ihre Begleiterinnen. Nachdem sie sich – etwas ungewöhnlich für einen Vajrayāna-Text – dafür entschuldigt hatten, Frauen zu sein, baten sie um Initiation. «Als Frauen mögen wir eine niederere Leibesgestalt haben, aber im Buddha-Wesen gibt es weder Mann noch Frau!» Milarepa nahm sie ungeachtet ihres Makels als Schülerinnen an. Sodann lebten Rechungma und Rechungpa eine Zeitlang als «Gefährten in Hingabe» zusammen.[63]

Auf einer völlig anderen Ebene spielte sich die Geschichte von Sahle Aui ab. Angeekelt und entsetzt über die Verderbtheit und Vergänglichkeit der Welt, bat Sahle Aui Milarepa, sie in der Weltabgewandtheit zu unterweisen.[64] Zunächst versuchte Milarepa sie davon abzubringen und riet ihr, den Pfad einer guten Ehefrau und Mutter einzuschlagen. Aber Sahle Aui wollte nichts davon wissen:

Zuerst ist die Liebe ein Engel,
dann ein Dämon, furchterregend und abscheulich.
Am Ende ist sie ein wütender Elefant,
der droht, dich zu vernichten.
Bei diesen Gedanken empfinde ich Trauer und Überdruß.
Die meisten Männer sammeln nur Verdienste;
selten trifft man einen wirklich Begabten.
Zuerst rauben sie dir Schönheit und Jugend,
sodann schnappen sie dir das Essen weg,
und als nächstes ziehn sie dir den Schmuck von den Händen.
Diese Gedanken quälen mein Herz.
Von nun an werde ich mich dem Dharma weihen.[65]

Sahle Aui wurde Laienschwester. Später erlangte sie ungeheuere Fähigkeiten in der Meditation und half als große Meisterin vielen Lebewesen. All dies erreichte sie offenbar ohne einen Gefährten.

Wie viele Asketen scheint Milarepa die Frauen zunächst geringgeschätzt zu haben. Als man ihm ein schönes Mädchen als Braut antrug, entgegnete er voller Verachtung:

Zuerst ist die Dame wie ein Engel vom Himmel;
je länger du sie anschaust, desto mehr wünscht du zu sehen.
In mittleren Jahren wird sie zum Dämon mit Leichenaugen;
sagst du nur ein Wort zu ihr, kreischt sie zwei zurück.
Sie reißt an deinen Haaren und schlägt deine Knie,
du schlägst sie mit deinem Stab, doch sie wirft eine Schöpfkelle zurück.

Neigt sich das Leben, wird sie zur zahnlosen alten Kuh.
In ihren zornigen Augen glüht ein teuflisches Feuer,
das tief in dein Herz sich brennt!
Von Weibern halte ich mich fern, um Kampf und Zwist
zu meiden
Auf eure junge Braut verspür ich keinen Appetit.[66]

Später boten sich Milarepa jedoch die schöne Tserinma und ihre vier Schwestern dar. Er praktizierte die Glückseligkeit des Zwei-in-Einem mit jeder und nahm sie zu Gemahlinnen.[67] Milarepa verkündete: «Die Buddhaschaft kann von Laien wie von Mönchen erlangt werden.»[68]

Tilopa, Nāropa, Marpa und Milarepa bedienten sich alle der Lust innerhalb ihrer Lehre. Doch der Meister des sexuellen Yoga war der «heilige Narr» Drugpa Künleg[69], eine Art buddhistischer Tom Jones, der nimmermüde seinen enormen Penis, «den flammenden Donnerkeil der Weisheit» in das weiße Lotos-Mandala einführte, das zwischen den Beinen einer Frau liegt. Künlegs Biographie beginnt damit, daß er mit seiner Mutter im Bett liegt und spielerisch versucht, sie zu verführen. (Sie hatte ihm in den Ohren gelegen, sich eine Frau zu suchen.) Wütend, doch unfähig, seine Avancen zurückzuweisen, wollte sie schon nachgeben, als er plötzlich aufsprang und sie verließ. Nach diesem Vorfall wurde er ein umherziehender Tantra-Adept.

Wohin auch immer er kam, lautete seine erste Frage an die Einheimischen: «Wo kann ich das beste Bier und die hübschesten Mädchen finden?»[70] Künleg bevorzugte junge Mädchen mit «hellem Teint, weicher, seidiger, warmer Haut, einer engen und behaglichen Muschi und einem runden, lächelnden Gesicht.»[71] Viele Frauen fanden ihn unwiderstehlich – er soll fünftausend Freundinnen gehabt haben – und gaben sich ihm auf der Stelle hin, manchmal sogar gleich im Eingang ihres Hauses. Künleg selbst hatte keinerlei Vorbehalte gegen die Liebe in der Öffentlichkeit und rief den Leuten, die zusammengelaufen waren, um ihn in Aktion zu sehen, einmal höhnisch zu: «Wenn ihr nicht wißt, wie man es macht, habt ihr jetzt die Gelegenheit, es zu lernen!»[72] Mit folgendem Gedicht lockte Künleg eine der Ḍākinī an, denen er begegnete:

Die Größe deines Hinterteils
weist auf ein außerordentlich wollüstiges Wesen.
Dein schmaler, frecher Mund
weist auf einen engen und starken Muskel.
Deine Beine und muskulösen Schenkel
weisen auf einen besonders kraftvollen Beckenstoß.
Zeig mir, was du kannst!»[73]

Einst verführte Künleg eine 16jährige Nonne.[74] Sie bekam ein Kind, doch der Abt erteilte ihr Absolution, weil der Vater ein «verrückter Heiliger» war. Das führte jedoch zu Kalamitäten, denn die anderen Nonnen begannen sich herumzutreiben und darauf zu vertrauen, die Schuld stets Künleg in die Schuhe schieben zu können. Zu seiner Verteidigung wurde angeführt, daß jede Frau, die sich ihm hingab, mehr Lust und Erfüllung empfände, als sie jemals zuvor in ihrem Leben verspürt habe, und daß viele als Folge dieser Vereinigung zur Buddhaschaft gelangten.

Künleg, ein Produkt des klösterlichen Systems, prangerte ständig die Schwächen und die Heuchelei der Mönche und Nonnen an, die ihre Ordensregeln in Gedanken, Worten oder Taten brachen. Als der Karmapa, einer der höchsten Lamas in Tibet, einmal eine öffentliche Zeremonie zelebrierte, schrie Künleg plötzlich: «Der Karmapa bricht seine Gelübde!» Die Wachen des Karmapa ergriffen Künleg sofort, aber der Große Lama rief sie zurück.

«Er hat recht», gestand der Karmapa. «Tatsächlich hat mich der Anblick eines schönen Mädchens in der Menge einen Augenblick gefesselt.» Künleg pries die Aufrichtigkeit des Karmapa und ermutigte den Großen Lama, solchen Versuchungen zu widerstehen (während er sich selbst den Umgang damit zutraute).[75] Ein anderes Mal fand ein Disput zwischen einigen

Doktores der buddhistischen Philosophie statt. Anstatt sich vor den Doktores oder dem Hauptschrein zu verbeugen, warf sich Künleg vor einem schönen jungen Mädchen nieder, das auf den Stufen saß. Als die Mönche protestierten, deutete Künleg auf den Unterleib des Mädchens und sagte: «Als die Quelle allen Seins auf dieser Welt verkörpert sie – und nicht eure trockenen Worte oder ein Gebäude aus Stein – die Mutter der Weisheit.»[76]

Künleg hielt sich nie sehr lange an einem Ort auf, doch wenn er es tat, sah sein Tagesablauf etwa so aus:

Morgengrauen bis Mittag: gehaltvolles Essen und gutes Bier
Mittag bis Einbruch der Dunkelheit: Musik und Gesang
Sonnenuntergang bis Mitternacht: Liebesspiel mit einer Konkubine
Mitternacht bis Morgendämmerung: Meditation der Mahāmudrā[77]

Künleg faßte sein Leben und seine Lehre in folgenden Sätzen zusammen:

Die Leute sagen, Drugpa Künleg ist ganz und gar wahnsinnig –
Im Wahnsinn sind alle Sinnestaten der Weg!
Die Leute sagen, Drugpa Künlegs Geschlecht ist riesengroß –
Sein Glied bringt Freude in die Herzen junger Mädchen!
Die Leute sagen, Drugpa Künleg frönt zu sehr der Liebe –
Beieinandersein bringt einen Schwarm der schönsten Sprößlinge hervor![78]

Mag euer Herz auch tugendsam und rein sein,
Buddhas Lehren lernt man nicht zu Haus.
Tiefgründig ist die Lehre tantrischer Geheimnisse,
Doch zur Befreiung kommt man nur am tiefen Grunde der Erfahrung.
Drugpa Künleg weist die Richtung,
Den Weg jedoch müßt selbst ihr wandeln.[79]

Da an keine Institution gebunden, konnte Drugpa Künleg ganz offen tun, was ihm beliebte; dieses Privileg besaß ein anderer tibetischer «Liebesheiliger», der Sechste Dalai Lama, nicht.[80]

Von den Dalai Lamas wurde zwar mustergültige mönchische Tugend erwartet[81], doch der sechste Dalai Lama, Tsanyang Gyatso, zeigte keinerlei Neigung zu einem solchen Lebenswandel. Er war groß, gutaussehend, ein geschickter Bogenschütze und Tänzer, und er liebte Wein, Weib und Gesang. Daher schwor Tsanyang Gyatso seinen Gelübden ab und führte das Leben eines Laien. Pomp, offizielle Pflichten und Politik kümmerten ihn wenig, bei weitem zog er es vor, seine Tage in einem Lustgarten zu verbringen, den er in der Nähe des Potala hatte anlegen lassen. In den Nächten vergnügte er sich heimlich in der Stadt mit seinen Geliebten. Vielleicht eiferte er dem Regenten Sange Gyatso nach, von dem berichtet wird, daß «es unter den feinen Damen von Lhasa und aus den Provinzen keine einzige gab, die der Regent nicht auf sein Lager führte»[82]. Als die älteren Mönche aus seinem Kloster dies erfuhren, hagelte es Proteste, aber der Dalai Lama weigerte sich, seinen Lebenswandel zu ändern.

Bin ich im Potala-Kloster,
nennt man mich den Gelehrten Ozean des Reinen Gesangs;
treibe ich mich in der Stadt herum,
so heißt man mich den Schönen Schelm, der die Liebe liebt![83]

Unter verschiedenen Vorwänden wurde Tsanyang Gyatso auf Anordnung des Mandschu-Kaisers von China verhaftet und starb unter mysteriösen Umständen als junger Mann von vierundzwanzig Jahren.

Das Betragen des sechsten Dalai Lama mochte vielleicht die konservative Klostergemeinde bekümmern, dennoch hatte er viele loyale Fürsprecher, die darauf bestanden, daß er sexuelles Yoga im Stile anderer tantrischer Lehrer praktiziere und seine Freundinnen in Wirklichkeit alle Dākinī seien. In einem ihm zugeschriebenen Gedicht heißt es: «Schlafe ich auch jede Nacht mit einer Frau, so verliere ich doch nie einen Samentropfen»[84]. Außerdem sind seine Liebesgedichte – die beliebtesten in ganz Tibet – voller tantrischer Bilder:

Wenn das Schankmädchen nicht zögert,
fließt und fließt das Bier.
Diese Maid ist meine Zuflucht,
und dieser Ort mein Refugium.

Sehnsucht nach dem Töchterlein des Wirts,
ist sie doch ein vollkommen reifer Pfirsich,
sich verzehrend,
an den höchsten Ästen.

Mit der Astrologie
kann ich die Sterne leicht ergründen;
doch so vertraut mir ihr weicher Leib auch ist,
die Tiefe ihrer Liebe kann ich nicht ermessen.

Der Regen wäscht sie aus,
die Liebesbriefe, schwarz auf weiß;
die Liebe, die ins Herz geschrieben,
ist für immer unauslöschlich.

Den Rat des weisen Lama such ich,
zu entkommen aus der Not;
doch mein Sinn bleibt als Gefangener
bei meinem Herzensschatz.

Wären die Gedanken an den Dharma
an Kraft denen an die Liebe gleich,
würde man zum Buddha
in diesem Leben und in diesem Leib.

Man vermische kristallklares Schneeberg-Wasser
und den Vajra-Tau des Drachendämons
mit Kräuternektar als der Quintessenz.

Das Schankmädchen ist die Dākinī der Weisheit;
und trinkst du voll der reinsten Hingabe,
gibt es keinen Grund, vor der Hölle sich zu fürchten.

Die tantrischen Liebesheiligen wie der Sechste Dalai Lama hatten keine Schwierigkeiten, Eroberungen zu machen. Viele Frauen waren und sind der Meinung, daß die Liebe mit einem fortgeschrittenen tantrischen Adepten physisches und spirituelles Heil mit sich bringt. Im alten Lhasa war eine Anzahl von Häusern grellgelb – anstatt wie üblich weiß – gestrichen, um die Orte zu kennzeichnen, die der Sechste Dalai Lama einmal mit einem nächtlichen Besuch beehrt hatte. In jüngerer Zeit wurde der japanische Mönch und Entdecker Kawaguchi Eikai von einem «hübschen kleinen Ding» in Tibet verehrt. Das Mädchen konnte nicht glauben, daß er sein Keuschheitsgelübde ernst nahm – sie war noch nie einem Mönch begegnet, der das tat –, und bat ihn, sie zu ehelichen. Kawaguchi blieb mit Mühe seinem Gelübde treu. Er äußerte auch seine Überraschung über die große Schönheit der jugendlichen Gemahlinnen alter Äbte.[85]

Dieses Tantra der Begierden gedieh zwar in Indien und Tibet, seine Lehren waren aber für die Buddhisten anderer Länder (aus Gründen, die noch darzulegen sind) weniger anziehend. In Japan gab es jedoch eine Sekte, die mindestens ebenso weit ging wie jede tantrische Schule in Indien, China oder Tibet:

«Die natürliche Vereinigung von Mann und Frau ist eine Verherrlichung der Buddhaschaft. Der Geschlechtsverkehr ist die höchste und nicht die niederste Form menschlichen Tuns. Sie ist die Quelle jeder Religiosität und aller hervorragenden und schönen Dinge in der menschlichen Kultur.» So lautete die Botschaft der Tachikawa-ryū, einer japanischen Schule des Tantra, die sich im Mittelalter etabliert hatte.[86]

Monkan war einer der Patriarchen der Tachikawa-ryū. Über zwei Jahrzehnte lang hatte Monkan die Regeln seines Ordens streng befolgt. Er hatte alle Bände des gewaltigen buddhistischen Kanons gelesen, mit den gelehrtesten Doktores debattiert, sich von dünnstem Brei ernährt und Jahre in Klausur verbracht, während derer er jeden Tag über die Flüchtigkeit des Seins meditiert hatte. Dennoch vermochte all dies sein inneres Feuer und die Sehnsucht nach leidenschaftlicher menschlicher Liebe nicht zu löschen. Eines Nachts erschien ihm im Traum eine Dākinī und sprach: «Du mußt lernen, die Große Glückseligkeit, die Vereinigung von Mann und Frau, zu erlangen. Befreiung kann nur durch den Liebesakt erlangt werden.»

So konstatieren die Tachikawa-Schriften unmißverständlich: «Die Buddhaschaft wohnt in der Yoni einer Frau.» – «Fürchtest du die Umarmung einer Frau (oder eines Mannes), so wirst du niemals zum Buddha werden.» – «Der Geschlechtsverkehr ist der höchste buddhistische Akt.» Das Boudoir – nicht der Tempel oder der Meditationssitz –, so verkündeten es die Tachikawa-Meister, war der beste, ja sogar der einzige Ort, an dem man Erleuchtung erlangen konnte.

Die Anhänger der Tachikawa-ryū verehrten den Diamant-Bodhisattva der Lust, der folgende Aspekte verkörperte:

Diamant-Bodhisattva der Begierde: menschliche Begierden, die in die Begierde nach Erleuchtung verwandelt werden können.

Diamant-Bodhisattva der Sinne: die Sinne, über die der Praktizierende sich der Erleuchtung nähern kann.

Diamant-Bodhisattva der Liebe: die Liebe zu Buddha und seiner Lehre; die Entfaltung von Mitgefühl und Weisheit.

Diamant-Bodhisattva der Befriedigung oder des Orgasmus: die Freude und Erfüllung vollkommener Erleuchtung.

In der Tachikawa-Literatur wird buddhistische Terminologie verwendet, um die Geschlechtsorgane und den Sexualakt zu beschreiben. Eine der heiligen Schriften dieser Schule war *Das*

Sūtra der geheimen Methode, die einem Mann und einer Frau dazu verhilft, die Glückseligkeit der Buddhaschaft in diesem Leib zu erfahren. Die Tachikawa-Philosophen teilten die Geschlechtsorgane in fünf Kategorien ein. Die fünf Arten der männlichen Geschlechtsorgane sind:

1. Kongōyasha: Dabei handelt es sich um einen schlaffen Penis, dem es sowohl an Kraft als auch an Standfestigkeit mangelt. Ein Mann mit einem solchen Glied sollte esoterische Riten vollziehen, um sein Leistungsvermögen zu steigern.

2. Daiitoku-myōō: Ein riesiger Penis, lang und dick, der die Frauen erschreckt. Ein Mann mit diesen Ausmaßen muß lernen, sich zu beherrschen und dieses Ungeheuer rücksichtsvoll einzusetzen.

3. Kundari-myōō: Der Kundālini-Penis, lang, kraftvoll und voller Leidenschaft. Bei der Begegnung mit einer passenden Yoni vermag dieser Penis eine Frau zum Wahnsinn zu treiben.

4. Gōzanze-myōō: Von durchschnittlicher Größe; diese Art von Penis ist den Frauen angenehm. Er besitzt große Standfestigkeit und kann selbst die unersättlichste Frau befriedigen.

5. Fudō-myōō: Ein königlicher Penis, schwarz, dick und lang. Er ist ein herrliches Instrument, das Frauen anbeten.

Die fünf Arten der weiblichen Geschlechtsteile sind folgende:

1. Daikoku: Die dunkle Erd-Yoni, die einen Lingam umschließt und festhält.

2. Mizu-tembō: Die Wasser-Yoni, feucht, mit einer engen Öffnung und einem weiten Inneren.

3. Ka-tembō: Die Feuer-Yoni, haarig, von süßem Geschmack und unersättlich.

4. Fū-tembō: Die Wind-Yoni mit dem Spitznamen «Fliegender Drache», denn der Mann, der in diesen seidigen Tunnel eindringt, fühlt sich wie im Himmel.

5. Bon-tembō: Die himmlische Yoni, wohlgestaltet und duftend. Auch die «Perle des Drachen» genannt. Diese Yoni hat eine enge Öffnung und einen schmalen Gang, der in einen perlenartigen Leib führt. Ein Mann, der das Glück hat, in diese Yoni einzudringen, wird vor Lust aufschreien.

Die Klitoris wurde Hōjū, das magische Juwel des Dharma, genannt.

Die 48 Stellungen des Koitus trugen Namen wie «Reines Reich des Dharma», «Schwert der Großen Weisheit», «Lotos des Höchsten Glücks», «Krone aller Buddhas», «Erfüllung aller Gelübde», «Sūtra des Edelsteinpavillons» und «Duft des Buddha». Der Samenerguß wurde die «Versammlung der Drachenblumen» genannt, und die weibliche Feuchte hieß «Diamantlack». (Übrigens warnten die Tachikawa-Schriften weniger nachdrücklich vor der Ejakulation als die indotibetische Tantra-Literatur. Sie vertraten die Ansicht, daß jeder Samenerguß ein Liebesregen sei, der Tausende potentieller Buddhas enthielt.) Der männliche Partner galt als Fudō-myōō, der Unerschütterliche, der das flammende Schwert der Weisheit trägt. Die Partnerin war Aizen-myōō, die von Liebe gefärbte Göttin, die von der Lust nicht verwirrt oder verängstigt wird, sondern die sich all ihrer Pracht öffnet.

Das Mandala der Tachikawa-ryū zeigte ein im rituellen Koitus verschlungenes Paar. Da die Vermischung der kosmischen Elemente der höchste Akt der Anbetung war, lehnte die Schule Autoerotik und Homosexualität als steril und kontraproduktiv ab. Die die Tachikawa-Rituale Praktizierenden werden ermutigt, sich in erleuchtete Wesen zu verwandeln, und deshalb angewiesen, als erstes die physische Gestalt männlicher und weiblicher Bodhisattvas anzunehmen. Bestimmte Schriften der Schule beschreiben Schönheitsübungen für weibliche

Anhänger. Durch besondere Streck- und Beinübungen etwa, bei denen sich die Frau vorstellt, durch die Luft zu schreiten oder in den Himmel zu flattern, können ihre Hinterbacken zu lieblichen Halbmonden werden. Um die Brüste zu heben, muß man die Hände in der Gasshō-Haltung zusammenlegen und die Brustmuskel anspannen. Ebenso wurde den Männern geraten, ihren Körper und ihre Geschlechtsteile durch Yoga zu kräftigen und Zurückhaltung durch Atembeherrschung zu praktizieren.

Bevor sie die Vereinigung Buddhas mit seiner Gemahlin nachvollzogen, wuschen sich die Beteiligten gründlich und salbten einander mit Duftstoffen. Ihr Tempel war das Boudoir, geschmückt mit den schönsten Buddha-Statuen – ihren nackten Körpern. Der Beischlaf selbst wurde langsam und mit Bedacht vollzogen; das Ritual sollte vorzugsweise um Mitternacht beginnen und der Höhepunkt nicht vor dem ersten Hahnenschrei erreicht sein. Während der Vereinigung wurde der Atemrhythmus zu einem gleichmäßigen *A* (ein) *Un* (aus) harmonisiert. Als optimaler Takt galt acht-(oder neun-)maliges sanftes Einführen, gefolgt von einem tiefen Stoß. Das «Drehen des Dharma-Rades» wurde als hervorragendes Mittel empfohlen, um die Lebenssäfte zirkulieren zu lassen und den Partner zu erlauben, den Nektar des anderen zu genießen. Der Augenblick des Orgasmus war der Moment der Wahrheit, ein Zustand reiner Glückseligkeit, die ungehinderte Verbindung von Leere und Gestalt, das Juwel im Lotos!

Die Apologeten der Tachikawa-Schule behaupteten, es sei ihr einziger Zweck, Männer und Frauen aus niederer Tierhaftigkeit zu erleuchteten Wesen zu erheben – die Erfüllung des buddhistischen universalen Erlösungsgedankens. Die meisten Paare, so machten sie geltend, sind in irdische Verblendung verstrickt und kennen daher die wahren Gefühle des anderen nicht, nicht einmal beim Koitus. Die Tachikawa-ryū wies die Paare an, stets den Einklang anzustreben und einander wie kostbare Edelsteine und seltene Blumen zu verehren.

Für eine hemmungslose Hingabe an den Geschlechtsverkehr plädierte die Tachikawa-Schule nie. Fastentage und zeitweise Enthaltsamkeit waren vorgeschrieben. Dem Beischlaf mußte in folgenden Fällen entsagt werden: kurz nach der Menstruation und anderen unglückverheißenden Ereignissen; wenn einer der Partner einen Hautausschlag hatte; wenn einer der Partner in Trauer war; wenn einer der Partner hohes Fieber hatte und wenn die Frau schwanger war oder sich in seelischer Not befand. Da der Sexualtrieb geläutert werden muß, bevor er richtig eingesetzt werden kann, wurden die Anhänger der Tachikawa-Schule im Yoga unterwiesen, um Selbstbeherrschung zu erlernen. Damit die Tachikawa-Lehren wirksam werden konnten, mußten folgende Bedingungen erfüllt sein: Die Paare müssen an die Prinzipien der Schule glauben und ihnen genau gehorchen; sie müssen sich in völligem physischen und emotionalen Einklang miteinander befinden; sie dürfen nicht zuviel essen oder trinken; sie dürfen nicht streiten, und sie dürfen keine unerlaubten Rituale oder Experimente durchführen.

Ungeachtet ihrer offenbar edlen Ziele wurde die Tachikawa-ryū von rivalisierenden buddhistischen Schulen und den konservativen Behörden der Samurai verdammt und verfolgt. Sie trug einige groteske Züge – man verehrte zum Beispiel Totenschädel (die mit den Sekreten des Koitus, dem mächtigsten Zauber, den es gab, überzogen waren) oder die Penes von Pferden. Auch mangelte es vielen ihrer Anhänger an der geforderten Disziplin, und sie beteiligten sich an Orgien und praktizierten schwarze Magie. Die Tachikawa-ryū ging in den Untergrund und wurde schließlich unterdrückt. Doch war sie nicht vergessen. Ihr Kult hat im modernen Japan immer noch verborgene Anhänger.

Der tantrische Buddhismus verfügt zwar über viele anziehende Züge, dennoch enthalten die meisten Richtungen Elemente, die auch diejenigen, die im Grunde mit seinen Zielen sympathisieren, abstoßen.[87] Dazu gehört beispielsweise die Rechtfertigung frevelhafter Taten. Padmasambhava tötete zum Beispiel eines Tages alle männlichen Bewohner eines Königreiches durch schwarze Magie und machte ihre Gattinnen zu seinen Ehefrauen. Sie sollten ihm eine Armee buddhistischer Kinder gebären.[88] Zuweilen wird auch abergläubischer Unsinn propagiert, wie etwa die Auflistung magischer Formeln, die Zutritt zum Schlafgemach jeder Frau verschaffen sollen.[89] Viele Arten des Tantra degenerierten sogar zu ekelhaftester Perversion – «Verspeise meinen Kot, schlucke meinen Urin und lecke das Blut aus meiner Vagina», lautet beispielsweise ein Vers der Dākinī, der in vielen Vajrayāna-Schriften zitiert wird. Andere empfohlene Praktiken sind schlicht kriminell: «Schlachte deinen Vater, verzehre ihn und dann umarme deine Mutter.»[90]

Die Apologeten machen geltend, daß die Tantras in einer «Sprache des Zwielichts» verfaßt seien, die niemals wörtlich zu nehmen sei. «Töten» zum Beispiel bedeute nicht wirklich «morden», sondern vielmehr «dem dualistischen Denken das Leben zu nehmen» und «alle Frauen umarmen» hieße, «mit allen weiblichen Aspekten innerhalb des eigenen Körpers und Geistes zu kommunizieren». Man könnte einwenden, daß diese entsetzliche Bildersprache – wenn es denn bloß eine solche ist – nicht über das hinausgeht, was die Psychologen in den Köpfen ihrer Patienten entdecken, und daß jeder Mensch irgendwann einmal solche Gedanken hegt, sie aber unterdrückt. Nichtsdestoweniger kann die permanente Beschäftigung mit den dunkelsten Seiten der menschlichen Natur in bestimmten Tantras ebenso zerstörerisch wirken wie der Versuch, seine sexuellen und anderen Triebe völlig zu leugnen.

Auch waren Mißbräuche trotz verschiedener Vorsichtsmaßnahmen, die die tantrischen Adepten vermutlich trafen, weit verbreitet, und nüchternere Buddhisten sahen sich veranlaßt zu protestieren:

Nimmst du das tantrische Ritual wörtlich,
wirst du wahrhaftig als Dämon wiedergeboren.
Warum nur tun Buddhisten dies?
Führten eure Praktiken zur Erleuchtung,

wären doch die Jäger, Fischer, Metzger und Huren
allesamt schon ganz gewiß erleuchtet.[91]

Andere Quellen geben lebendige Berichte von erschreckenden Orgien und Menschenopfern, die von selbsternannten Tantrikern durchgeführt wurden. Die chinesischen Ming-Kaiser etwa wurden von tantrischen Priestern unterwiesen, die die Beschreibungen der Riten, einschließlich Inzucht und Menschenopfer, in die Tat umsetzten.[92] Alte Lamas in Tibet sollen einen sexuellen Vampirismus praktiziert haben. Sie trachteten nach Verjüngung und saugten an den Zungen, Brüsten und Yonis junger Mädchen.[93]

Anscheinend schämten sich die Tantra-Adepten ihres Betragens sogar manchmal selbst. Langchen, ein Patriarch der Nyingmapa-Schule, versuchte zu verbergen, daß er zwei Kinder von einer «Nonne» hatte. Er konnte seinen Ruf nie wieder vollständig wiederherstellen.[94]

Bestimmte Schulen säuberten ihre Tantras sogar von den widerwärtigen Seiten. Shingon etwa, die bedeutendste tantrische Schule des chinesischen und japanischen Buddhismus, bewahrte viel von der sexuellen Ikonographie (wenn auch nicht das sexuelle Yoga wie die Tachikawa-ryū), reinigte ihre Lehre jedoch von Obszönitäten und Erniedrigungen. Der Zen-Buddhismus, besonders seine japanische Ausprägung, ist im wesentlichen ein von seinen Ausschweifungen gereinigter Tantrismus.[95]

4. Das rote Garn der Leidenschaft: Zen in der Kunst der Liebe

Das Symbol des Zen-Buddhismus ist ein ernsthaft dreinblikkender Mönch der ruhig in Meditation sitzt, scheinbar fest verankert in einem entrückten Zustand weit ab vom hektischen Treiben der Welt. Dieses Bild abgeklärter, vom Stachel des Fleisches unberührter Selbstbeherrschung läßt darauf schließen, daß der Sexualtrieb durch eisige Entschlossenheit völlig gebändigt ist. Im Gegensatz zu den Schriften der puritanischen und tantrischen Buddhisten, in denen das Für und Wider der Sexualität ein Grundthema ist, ignorieren die Klassiker des Zen diesen Gegenstand fast völlig. So behandeln etwa die 92 Bände des *Shōbōgenzō*, verfaßt von dem japanischen Mönch Dōgen, jeden Aspekt der Zen-Lehre und -Praxis in ermüdender Gründlichkeit (ein Kapitel widmet sich ausführlich der korrekten Toilettenbenutzung) – mit einer einzigen Ausnahme. Es ist unbegreiflich, wie man über die Natur von Menschen aus Fleisch und Blut schreiben und die Sexualität dabei übergehen kann.

Auch in der umfangreichen Literatur des Ch'an-Buddhismus der chinesischen Form des Zen, gibt es kaum ausdrückliche Hinweise auf Sexualität. Wenn sie in den Ch'an-Schriften erwähnt wird, dann stets in einem negativen Zusammenhang. Chinesische Mönche und Nonnen werden nimmermüde für ihre standhafte Weigerung gepriesen, irgend etwas mit Sexualität zu tun haben zu wollen. Es gibt zahlreiche moralisierende

Geschichten über Anhänger des Ch'an, die über jede Versuchung erhaben sind. So wird von einem tugendsamen Mönch berichtet, der folgende Prüfung besteht: Der Kaiser befahl zwei seiner hübschesten Konkubinen, den Mönch zu baden, um zu sehen, ob er eine Erektion bekommen würde. Das war nicht der Fall, und er wurde zu einem Heiligen erklärt.[1] Selbst Ch'an-Buddhisten, die nicht im Kloster lebten, zogen ein keusches Leben vor. Der Laie P'ang verfaßte dieses Gedicht über seine enthaltsame Familie:

Ich habe einen Sohn, der nicht heiratet,
und eine Tochter, die ledig ist.
Die ganze Familie versammelt sich,
und wir sprechen vom Nicht-Geborenen.[2]

«Weiber sind Dämonen. Gäbe es keine Frauen auf der Welt, wäre jeder Mann ein Bodhisattva», so lautet eine von strengen chinesischen Mönchen häufig zitierte Sentenz.[3]

Sexualität findet zwar in den orthodoxen Schriften kaum Erwähnung, doch der erotische Roman *Gebetsmatte des Fleisches*[4] mit dem Untertitel «Die Erleuchtung jenseits des Ch'an» aus dem 17. Jahrhundert offenbart die bittersüße Einstellung vieler chinesischer Buddhisten zu Liebe und Sex. Der Roman beginnt mit einem Gespräch zwischen dem Ch'an-Abt Einsamer Gipfel und einem jungen Mann namens Gelehrter vor Mitternacht. Einsamer Gipfel ist der ideale buddhistische Asket, heiter, frei von allem Verlangen nach Ruhm, Luxus und irdischen Freuden. Im Gegensatz zu anderen Mönchen, die den Beischlaf auf dem «kurzen Weg» (mit Frauen) oder auf dem «langen Weg» (mit Novizen) praktizieren, wird Einsamer Gipfel als keusch in jeder Beziehung gepriesen. Der Meister drängt den zwanzigjährigen Gelehrten, Mönch zu werden, um seine Erlösung zu sichern. Gelehrter vor Mitternacht widerspricht: «Ich bin jung und voller Leidenschaft. Bevor ich der Welt den Rücken kehre und wahren Frieden finde, wünsche ich mir eine Frau, die alle meine Sehnsüchte erfüllt.» Einsamer Gipfel willigt ein, fügt aber ein warnendes Wort hinzu: «So wird deine Erziehung sich auf der Gebetsmatte des Fleisches vollziehen. Ich hoffe, daß der Tod dich nicht ereilen wird, bevor du das Licht gesehen hast.»

Der Gelehrte vor Mitternacht begibt sich auf seinen Kreuzzug in das Land der sexuellen Erfüllung, ausgestattet mit einem außergewöhnlichen «Jadestengel», der das Ergebnis der Verpflanzung eines Hundepenis ist. Nach einer Reihe von ungezügelten Abenteuern (unter anderem war er gleichzeitig mit drei Kusinen und ihrer Tante liiert) sucht unseren Gelehrten schreckliches Unglück heim. Bleich, ausgestoßen und entehrt erscheint er vor Einsamer Gipfel und bittet ihn um Aufnahme. Der draufgängerische Gelehrte vor Mitternacht wird zum einfachen Mönch Dummer Kiesel und beschreitet den buddhistischen Pfad. Trotz seiner schlechten Erfahrungen mit der Liebe ist Dummer Kiesel immer noch in seine sehr lebhaften Erinnerungen an frühere Abenteuer verstrickt und kann keine Fortschritte bei der Meditation erzielen. Entschlossen, das Problem an der Wurzel auszurotten, hackt er in einer dramatischen Geste sein enormes Glied mit einem Gemüsebeil ab und gewinnt endlich, so wird uns versichert, inneren Frieden. (Ungeachtet des offiziellen Verbots der Selbstkastration war ein solch drastischer Akt für chinesische Buddhisten absolut nichts Ungewöhnliches. Noch in diesem Jahrhundert wird von einem Abt berichtet, der seine Genitalien abschnitt, um Gerüchte über sein angeblich lüsternes Verhalten zum Schweigen zu bringen.)[5]

Diese extrem puritanische Haltung zur Sexualität verblüfft, wenn man die dauernde Forderung der Ch'an-Meister bedenkt, «einfach menschlich zu sein und den Ansprüchen des Alltags zu genügen». Warum ermutigen die Ch'an-Meister ihre Jünger, «zu essen, wenn sie Hunger haben» und «zu schlafen, wenn sie müde waren», wenn sie die Grenze bei «zu lieben, wenn sie geil waren» zogen? Besonders kraß erscheint diese Trennung im Lichte des folgenden Dialogs aus einem Text, der Bodhidharma, dem Ersten Patriarchen des Ch'an, zugeschrieben wird. Bodhidharma versichert nachdrücklich: «Laienbekenner sowie Mönche und Nonnen sind im Grunde Buddhas, und wenn sie sich ihrem Wesen gemäß verhalten, werden sie erleuchtet.» Ein puritanischer Buddhist widersprach: «Die Laienbekenner geben sich noch der Liebe hin. Wie können sie demnach zur Buddhaschaft gelangen?» Bodhidharmas Antwort lautete: «Hat man einmal das eigene Wahre Wesen geschaut, wird die körperliche Begierde als in ihrem Wesen leer erkannt. Somit ergötzt sie nicht mehr, da sie ein rein physisches Vergnügen darstellt. Doch gibt man sich auch dann noch dem Beischlaf hin, so wird er in der Buddha-Natur vollzogen und ist somit losgelöst von allen irdischen Fesseln.»[6] Man könnte weiter fragen: «Wenn Buddha wie in dem berühmten Kōan ein ‹trockenes Stück Scheiße› sein kann, warum kann er dann kein steifer Penis oder eine pulsierende Klitoris sein?» (Eine mögliche Antwort könnte lauten: «Vermagst du im Ch'an zu verharren, während du die lieblichste Nymphe umarmst, ist dies möglich; wenn nicht, übe dich in Enthaltsamkeit!»)

Die drei Realisten im orthodoxen chinesischen Ch'an – Yuan-wu, Sung-yuan und Tao-chi – scheuten nicht vor der Thematik der Sexualität zurück. Zu Yuan-wus Erleuchtung kam es, als sein Meister Wu-tsu dieses «kleine Liebeslied» als dem Zen sehr nahestehend beschrieb:

> Von Zeit zu Zeit ruft sie nach ihrer Dienerin Kleine Jade; sie braucht sie nicht, doch sie wünscht, den Geliebten [der draußen wartet] mit ihrer Stimme zu quälen.[7]

Das folgende allegorische Liebesgedicht, in dem Lust und Erleuchtung einander nicht ausschließen, schildert, wie Yuan-wu im erotischen Genuß seiner geistigen Erweckung schwelgt:

Im goldenen Gefäß brennt Räucherwerk,
während sie hinter dem bestickten Vorhang seiner harrt.
Begleitet vom Klang der Flöten und Lieder

kehrt ihr Geliebter, fröhlich berauscht, von Freunden
umgeben zurück.
Die Freuden und Genüsse im Leben eines Jünglings –
nur seine Liebste weiß um ihre Süße.

Einst besuchte eine von Yuan-wus früheren Geliebten sein Kloster und bat um eine Begegnung. Er gab ihr dieses aufrichtige Gedicht, in dem er die gegenwärtige traurige Lage beschrieb.

Vor dreißig Jahren waren wir eines Herzens
und vertändelten die Nächte im zärtlichen Spiel.
Doch nun bin ich alt und nutzlos;
die deine ist zu weit und der meine zu schwach![8]

Auch wenn er nicht zögerte, persönlich über die Liebe zu sprechen, hielt sich Yuan-wu an die übliche Praxis und nahm keine Liebes-Kōan in das von ihm herausgegebene Kompendium *Niederschrift von der Smaragdenen Felswand* auf.

Sung-yuan[9] war ein Spätberufener und wußte recht gut Bescheid, wie es auf der Welt zuging. Eines Tages sprach er unverblümt zu einer Versammlung:

> Damit ihr den Weg in vollkommener Deutlichkeit zu erkennen vermögt, müßt ihr einen wesentlichen Punkt beachten und dürft ihm nicht ausweichen: das rote Garn [der Leidenschaft] zwischen euren Beinen, das nicht durchtrennt werden kann. Nur wenige stellen sich dieser Schwierigkeit, und sie ist keinesfalls einfach zu behandeln. Packt sie direkt beim Schopf, ohne zu zögern oder zurückzuweichen. Wie könnt ihr sonst Befreiung erlangen?

Dies wurde zu einem Kōan verkürzt: «Warum vermag nicht einmal der klarsichtigste Mönch das rote Garn der Leidenschaft zwischen seinen Beinen zu durchtrennen?» (Der Legende nach waren dies Sung-yuans Worte auf dem Sterbebett.)

Tao-chi ging von allen chinesischen Ch'an-Meistern am kühnsten mit dem Thema Sex um. Seine Biographie beginnt mit diesem Vers:

Zerreiß die Bande der gewöhnlichen Liebe,
gewinn den Schatz und damit Unsterblichkeit.
Wahre Askese erkennt die innere Reinheit der Sinne,
den Menschen als Abbild des Universums.
Erlange Erleuchtung, und entsteige dem Ozean der verblendeten Begierden.
Versenke dich in Meditation, und überschreite die Grenzen zwischen Leben und Tod.
Die Achtung von Königen und die Tugend Buddhas werden dein,
wenn du inmitten des rasenden Feuers wie eine Lotosblume blühst.

Tao-chi verbrachte sein ganzes Leben damit, seinen Anhängern die Zen-Wahrheit, daß «Blumen rot und Weiden grün» seien, darzulegen. Tao-chi selbst liebte Wein und Weib. Auch in ihnen manifestierte sich für ihn die Buddha-Natur. «Eine Nacht als Mann und Frau zu verbringen, ist keine Sünde», lehrte Tao-chi. «Wer im Geist des Ch'an weilt, steht über den niederen Leidenschaften. Die menschlichen Begierden sind vollkommen natürlich. Man sollte den Pfirsichblüten und Weidenblättern gleichen, die über den hellen Mondschein und eine frische Brise höchstes Entzücken empfinden.»

Ohne Unterlaß geißelte Tao-chi die unbeugsamen Asketen: «Mönch zu werden, ist leicht; die wahre Herausforderung indessen ist die Rückkehr in die Welt. Zuviel Moral zerstört den Geist des Buddhismus. Zuweilen ist es nötig, sich in einem Pavillon der Lüste zu erfrischen.»

Alle Tage bin ich in der Weinschenke oder im Bordell,
ein Mönch und Freigeist, der unergründlich ist.
Meine Robe scheint stets schmutzig und zerfetzt,
doch wenn ich sie flicke, duftet sie gar süß.

Als der Kaiser, bis zu dem Tao-chis Ruf gedrungen war, eine Delegation ausschickte, um den Mönch als Lehrer an den Hof zu bringen, verschwand er. Nachdem die Delegation ohne ihn abgereist war, tauchte Tao-chi wieder im Kloster auf. Als man ihn fragte, wo er denn gewesen sei, antwortete er: «Ich habe in der Schenke getrunken und im Bordell geschlafen – dort kann ich am besten meditieren, nicht im Palast.»

Tao-chis Sterbegedicht lautete:

Sechzig Jahre lang war ich in Verblendung verstrickt,
bin mit dem Kopf gegen Wände im Osten und Westen
gerannt.
Nun hat sich alles gefügt und ist zum Ursprung
zurückgekehrt.
Wasser fließt unter dem Smaragd-Himmel.[10]

In einem chinesischen Erotikhandbuch gibt es einen «Ch'an-Liebeskreis», der an ein Tachikawa-Mandala erinnert und eine schöne Inschrift trägt. Es scheint sich dabei um die Antwort auf Sung-yuans Kōan zu handeln.

> *Der Doppel-Lotos*
> Eine sanfte Brise weht vom Lotosteich herüber und weckt das Paar, das sich von der Sommerhitze ausruht. Sie umarmen sich auf dem Meditationskissen, und er läßt sein Ch'an-Werkzeug in ihr Lotosboot gleiten. Mein Leib gehört dir, und dein Leib gehört mir. Gemeinsam bilden wir einen vollkommenen, undurchbrochenen Kreis. Kummer ist wahrlich schmerzhaft, und unendlich ist der Ozean des Leidens. Doch ist dies nicht die wahre Glückseligkeit, der Same allen Wohles?[11]

Im chinesischen Ch'an gibt es auch ein «Lust ist gut»-Kōan. Ein Mönch fragte seinen Meister: «Was ist Buddha?» Der Meister antwortete: «Eine Braut auf einem Pferd, das von ihrer Schwiegermutter gezogen wird.» In China ritten die Bräute auf Pferden in ihr neues Heim. Die Frauen haben ein aktives Sexualleben, bekommen Kinder und nehmen dann die Ehefrauen ihrer Söhne in die Familie auf – was könnte natürlich und lebensnaher sein? Kurz gesagt, Buddha ist das Leben selbst.[12]

Die Chinesen gingen die Problematik der Sexualität nicht gern direkt an, aber die Japaner genossen die Gelegenheit, aktiv über das rote Garn der Leidenschaft nachzudenken. Der Buddhismus gehört zu den ersten und wichtigsten Dingen, die Japan importierte, und spielte eine zentrale Rolle bei der Entwicklung des Nationalcharakters. Es gab allerdings einen Aspekt dieser Lehre, mit dem die Japaner sich nicht anfreunden konnten: das Zölibat. Die Befreiung von Sexualität war demnach nur das Ideal der puritanischen Buddhisten in Südostasien und China. Im vorangegangenen Kapitel haben wir gesehen, daß die Tibeter sich in sexuellen Dingen und gegenüber dem Buddhismus weit freizügiger verhielten, aber dennoch riesige Klostergemeinschaften bildeten, die zölibatär lebten. (Die Tibeter leisteten erbitterten Widerstand, als die chinesischen Kommunisten versuchten, alle Nonnen und Mönche zur Ehe zu zwingen.)

In Japan hingegen hatte das Zölibat niemals eine Chance. Die einheimischen Ahnenverehrung – das größte Geschenk der Götter an die Menschen – und die ungezügelte Liebe zur Liebe waren zu stark, um unterdrückt werden zu können. Der Phalluskult hat stets die japanische Religion bestimmt. Auch heute noch kann der Besucher die spektakulären Penis-Feste erleben und an ausgelassenen Prozessionen teilnehmen, bei denen ein riesenhafter, zwei Meter hoher Holzphallus durch die Straßen gezogen und wieder zurück zu einem Schrein gebracht wird. Zuweilen stößt man an der Straße auch auf ein Steinrelief, das ein «Liebespaar» (gelegentlich als Mönch und Nonne gekleidet) in enger Umarmung darstellt. Oder man begibt sich zum Baden an eine heiße Quelle, wo eine großartige Phallusskulptur aus einem Felsen gehauen ist. Im Hotel kann man dann eine Replik als Souvenir erstehen.

Auch wenn sie es versuchten, gelang es den japanischen

Buddhisten nicht, sich in der Liebe zurückzuhalten. Im Grunde glaubten sie gar nicht an eine solche Möglichkeit. Ein altes japanisches Sprichwort lautet: «Ein Mann, der noch nie vom lieblichen Lächeln einer Frau bezaubert wurde, muß ein Buddha aus Holz, Metall oder Stein sein.» An den Podesten von Statuen im Hōryū-ji, Japans ältestem erhaltenen Tempel aus dem 7. Jahrhundert, hat man erotische Szenen entdeckt. Ausgrabungen in anderen ehrwürdigen Tempeln im Umkreis von Nara förderten noch freizügigere Kunstwerke zutage. Ohne sich um etwaige Widersprüche zu scheren, illustrierten die Tempelkünstler strenge Sūtras, die völlige sexuelle Enthaltsamkeit predigten, mit Bildern von zärtlich umschlungenen Paaren.[13] Es heißt, zur selben Zeit habe der Priester und Liebesdämon Dōkyō die Kaiserinwitwe Kōken mit Hilfe der Größe und der Geschicklichkeit seines «Diamantenstabes» bezaubert und gebannt. Fast wäre es ihm gelungen, Kaiser zu werden, dann fiel er in Ungnade.[14]

Dōkyōs Penis ist auch das Thema einer japanischen Legende. Die Kaiserinwitwe litt ernstlich sexuelle Not, da ihre Vagina so weit war, daß kein Mann sie zu füllen vermochte. Ein großer Penis-Wettbewerb folgte, und Dōkyō wurde zum Sieger erklärt. Dōkyōs Glied, das dem eines Hengstes glich, befriedigte die Kaiserin, und die beiden waren fortan unzertrennlich. Das «Liebespapier», das die Lustsäfte des Paares enthielt, galt als heilig und wurde den Göttern und Buddhas geweiht. Nach seinem Fall hackte Dōkyō angeblich seinen Penis ab, dem er sowohl seinen Triumph als auch seinen Sturz zu verdanken hatte. Seine Anhänger konservierten und vergoldeten ihn und beteten das Prachtexemplar als den Gott der Goldenen Essenz an.[15]

Obwohl einige frühe Patriarchen der buddhistischen Schulen in Japan als große Mönche galten und, wie Kūkai und Saichō, auf einer Bannmeile für Frauen um ihr Kloster herum bestanden, war für die unbedeutenderen Priester eine solche Enthaltsamkeit zuviel verlangt. Der Abt Toba, ein Shingon-Priester aus dem 12. Jahrhundert, wird als der Vater des Shunga bezeichnet. Typisch für diesen erotischen Holzschnitt ist die Darstellung überdimensionaler Genitalien. Das klassische Bild *Der Phallus-Wettbewerb* ist eines der Werke, die ihm zugeschrieben werden. Die berüchtigte *Lustknaben-Bildrolle*, eine Darstellung der Freuden homosexueller Liebe unter Priestern, stammt aus der gleichen Zeit und gehört zum Tempelschatz des Daigō-ji in Kyōto.[16] Der Held eines weiteren erotischen Meisterwerks, *Der Mönch im Sack*, ist ein lüsterner Priester, dessen Träume zur Strafe Wirklichkeit werden. Mit einer List verführt er drei reisende Hofdamen. Diese sind keineswegs schockiert und schmuggeln ihn in einem Sack in den Palast, um das Abenteuer fortzusetzen. Die einsamen Damen des Hofes, ausgehungert nach männlicher Gesellschaft, lassen dem gutgebauten Mönch Tag und Nacht keine Ruhe. Fast stirbt er an Erschöpfung. Die Geschichte endet damit, daß der Mönch nachdenklicher, klüger und magerer als zuvor aus seinem Liebesgefängnis davonschleicht.[17]

Shinran, ein Mönch aus dem 13. Jahrhundert, hatte sich jahrelang mit dem Problem des Zölibats herumgeschlagen. Dennoch war es ihm nicht gelungen, seine fleischlichen Begierden durch die vorgeschriebene Abfolge von Meditation, Fasten und Gebet zu unterdrücken. Schließlich erklärte er, daß es dem Menschen unmöglich sei, keusch zu bleiben, und riet den Priestern, sich offen zur Ehe zu bekennen. Kannon erschien ihm und sprach: «Männliche Buddhisten sollten eine Frau nehmen; denn jede Frau verkörpert mich.»[18] Damals führte die Schule des Reinen Landes die Ehe innerhalb der Priesterschaft ein und entwickelte sich schließlich zur größten buddhistischen Schule in Japan, was sie zumindest teilweise der außerordentlichen Fruchtbarkeit ihres Klerus verdankte. Rennyō, einer der Patriarchen der Schule, hatte der Überlieferung zufolge mindestens fünf Frauen und zeugte so viele Kinder (eines sogar mit über Achtzig), daß man bei 27 aufgehört hatte mitzuzählen. (Dem Vorbild der Schule des Reinen Landes folgend sind heute fast alle buddhistischen Mönche in Japan – nicht jedoch die Nonnen! – verheiratet. Einer der letzten Unbeugsamen in moderner Zeit, der fast fünfzig Jahre im Zölibat gelebt hatte, heiratete plötzlich mit Mitte Siebzig und wurde prompt Vater von zwei Kindern.)[19]

Die japanischen Zen-Priester fuhren fort, sich hinter einer Fassade der Asexualität zu verbergen, aber Ikkyū, der Liebling von Generationen japanischer Buddhisten, unternahm keinen Versuch, das rote Garn der Leidenschaft, in das wir alle verstrickt sind, zu negieren.[20] Ikkyū galt als der illegitime Sohn des Kaisers Gokomatsu. Seine Mutter, eine der Konkubinen des Kaisers, wurde mittels einer Intrige aus dem Palast vertrieben. Da sie nicht in der Lage war, angemessen für ihren Sohn zu sorgen, schickte sie Ikkyū mit fünf Jahren in ein Zen-Kloster. (Ikkyū scheint seine Mutter sehr geliebt zu haben, denn er erwähnt sie und ihre ungerechte Verbannung häufig in seinen Gedichten.) Ikkyū wurde später ein Schüler von Meister Kaso, des strengsten Meisters seiner Zeit, und nach jahrelangen Exerzitien erfuhr er Satori, das Erwachen.

Als Novize im Kloster wurde Ikkyū natürlich in homosexuelle Praktiken eingeweiht. Auch wenn die Mönche nicht heirateten, lebten nur wenige abstinent. Aus Gründen der Bequemlichkeit zogen die meisten Mönche sowieso die Gesellschaft von Knaben derjenigen von Frauen vor (ein Zug, den sie mit den Samurai dieser Zeit gemein hatten). Ikkyūs Vorliebe für Frauen, die ja das rote Garn der Leidenschaft spinnen, war dagegen sehr intensiv, und er verlor schließlich das Interesse an der homosexuellen Liebe:

Der homosexuellen Freuden müde, umarme ich meine Geliebte.
Der schmale Pfad der Askese ist nicht der meine;
meine Gedanken laufen in die andere Richtung.
Es ist leicht, über Zen zu schwatzen – ich halte den Mund
und widme mich den ganzen Tag dem Liebesspiel.[21]

Ikkyū erkannte, daß das rote Garn der Leidenschaft zwischen Männern und Frauen zu stark war, um durchtrennt zu werden, und daß es unaufrichtig war, das Gegenteil vorzutäuschen.

Folge den Gesetzen der Ehelosigkeit blind, und du bist
nichts weiter als ein Esel.
Brich sie, und du bist ein Mensch.
Der Geist des Zen offenbart sich auf Pfaden so zahllos wie
die Sandkörner im Ganges.
Jedes Neugeborene ist die Frucht der ehelichen Bande.
Wie viele Äonen haben die heimlichen Blüten geknospt
und sind wieder verwelkt?

Einst wurde Ikkyū zum Abt eines seinem Kloster Daitokuji angeschlossenen Nebentempels ernannt. Angeekelt von der Scheinheiligkeit und Heuchelei um ihn herum, verkündete Ikkyū jäh seinen Rücktritt mit diesem Gedicht:

Zehn Tage in diesem Tempel, und mir dreht sich alles!
Das rote Garn zwischen meinen Beinen streckt und
streckt sich.
Wenn jemand kommt und nach mir fragt,
so soll er lieber am Fischstand, am Sake-Ausschank oder
im Bordell nach mir suchen.

Die Frauen wurden für Ikkyū zu Blumen der Erleuchtung. Er richtete ein Gedicht an Kannon, die Göttin der Barmherzigkeit, die weibliche Schönheit und Liebe in sich vereint:

Rote Wangen, helles Haar, voller Mitgefühl und Liebe.
Im Liebestraum versunken, gedenke ich ihrer Schönheit.
Tausend Augen voll Großer Gnade schauen herab auf alle,
und sehen niemanden, der nicht erlöst werden könnte.
Sie könnte auch eine Fischersfrau an einem Fluß oder
Meer sein.

Im Gegensatz zu den Mönchen, die ihre Sexualität zu verbergen suchten, waren die Freudenmädchen, mit denen Ikkyū verkehrte, vollkommen offen und freimütig. Einige von ihnen hatten die reinsten Motive und verkauften sich, um ihre

Familien zu unterstützen. Sie waren wie Lotosknospen, die im Sumpf blühten:

Der fromme Gesang der Priester, die am Gedenktag des
Gründers die Sūtras rezitieren,
wie diese leeren Worte meine Ohren peinigen!
Versunken in anmutige Tändelei
und Liebesworte, spotten wir im Gemach der Träume über
die grimmen Asketen.

Mit einer jungen Schönheit ins Liebesspiel vertieft,
der Zen-Mönch und das Freudenmädchen, so sitzen wir
im Pavillon.
Vom Kosen und vom Küssen verzückt,
fühl ich mich gewiß nicht wie im Höllenfeuer!

Gestelzte Kōan und bemühte Antworten, das ist alles,
was ihr habt.
Nimmermüde buckelnd vor den Reichen und Beamten.
Gute Freunde des Dharma und so stolz,
doch ein Hürchen im Goldbrokat schlägt euch um Meilen.

Ikkyū hatte einmal eine Begegnung mit einer berühmten Kurtisane namens «Hölle». Das Markenzeichen dieser unwiderstehlichen Schönheit waren ihre prächtigen Gewänder, auf denen die Qualen jener Sünder abgebildet waren, die in die Hölle der Wollust gestürzt waren. (Die Vorstellung, daß die Freier von Prostituierten in die Hölle, die armen Mädchen selbst hingegen ins Paradies kamen, war in Japan weitverbreitet.) Als sie vernahm, daß Ikkyū in der Stadt war, schickte sie ihm folgende schüchterne Einladung: «Ein Einsiedler, so wie Ihr, sollte in den Bergen sein, und nicht hier, in der fließenden Welt.»

Ikkyū antwortete mit einem Zen-Gedicht: «Ich habe weder Körper und noch Geist, daher bin ich in den Bergen wie in der fließenden Welt daheim.» Bevor er ihre Einladung tatsächlich annahm, zog Ikkyū Erkundigungen über diese ganz besondere Hölle ein, und wurde gewarnt, sich nicht zu verbrennen. Er schickte ihr noch eine Notiz: «Die Hölle ist sogar noch furchterregender, als ich erwartet habe.»

Sie schrieb zurück: «Kein Sterblicher kann den Klauen der Hölle entrinnen.» Dieses eine Mal nahm Ikkyū die Herausforderung nicht an und stieg nicht in diese außergewöhnliche Hölle hinab.[22]

Ikkyū skizzierte in zwei Versen einen Arhat, einen puritanischen buddhistischen Heiligen, der sich in ein Bordell verlaufen hat:

Der Arhat, der den Staub der Welt von sich geschüttelt hat
und keine Begierden kennt,
findet sich im Freudenhaus, umgeben von Begierden.
Dieses Mädchen ist gut und jenes schlecht –
ein Mönch muß es erkennen – ist dies die Leidenschaft
des Teufels oder eines Buddha.

Sexuelle Begierde ist Dreh- und Angelpunkt des Lebens und des Todes. Sie kann unterdrückt und umgangen werden, wie von einem asketischen Arhat, oder man kann ihr nachgeben wie Ikkyū. Die Fähigkeit, das Wesen der Leidenschaft zu begreifen, so schreibt Ikkyū in seinem ersten Gedicht, ist die Eigenschaft, die einen Buddha von einem Dämon unterscheidet. Nun das zweite Gedicht:

Enthoben dem Schmutz der Welt ist der Arhat und
dennoch Buddha noch nicht nah.
Geh einmal ins Bordell, und die Große Weisheit wird
sich in dir entzünden!
Hätte doch Mañjushrī Ānanda im Hurenhaus gelassen,
auf daß er sich vergnüge.
Die Anmut der Liebesspiele wird er nun niemals mehr
erlernen.

Ānanda war in ein Bordell gelockt worden und wollte gerade unterliegen, als er durch einen Gegenzauber des Gottes Mañjushrī gerettet wurde. Ikkyū war der Meinung, es hätte ihm gestattet werden müssen, seine Erleuchtung auf den Prüfstein des Lebens zu legen. Hätte Ānanda sein Gleichgewicht zwischen Begierde und Begierdelosigkeit halten können, wäre er ein wahrer Heiliger gewesen. Darin liegt die Bedeutung von Ikkyūs berühmtem kalligraphischen Kōan «Es ist leicht, die Welt des Buddha zu betreten, doch schwer ist es, die Welt des Teufels zu betreten.»

Für Ikkyū war die Leidenschaft der Amboß, auf dem die wahre Erleuchtung geschmiedet wurde. Sexuelle Lust offenbart sich ständig in Myriaden von Formen, die in Wirklichkeit unlösbar mit der ungeborenen und unsterblichen Buddha-Natur verknüpft sind. Ikkyūs Name bedeutet «eine Rast» und symbolisiert einen Zustand, in dem man zwischen dem Strom der Begierden und dem geläuterten leeren Raum der Erleuchtung verharrt.

Die Lotosblume
ist unbefleckt vom Schlamm;
diese Tautropfengestalt
allein, so wie sie ist,
offenbart den lauteren Leib der Wahrheit.

Eines Tages durchquerte Ikkyū eine einsame Gegend, als er eine nackte Frau gewahrte, die sich anschickte, ein Bad im Fluß zu nehmen. Ikkyū machte halt, verbeugte sich dreimal ehrfürchtig in die Richtung ihrer Geschlechtsteile (wie der Tibeter Drugpa Künleg) und ging weiter. Einige Passanten, die dies beobachtet hatten, liefen hinter ihm drein, um ihn um eine Erklärung für sein sonderbares Verhalten zu bitten. «Ein gewöhnlicher Mann und ganz besonders ein buddhistischer Priester hätten nach dieser nackten Frau geschielt. Warum hast du dich vor ihrer Muschi verbeugt?» Ikkyū gab scharf zurück: «Frauen sind die Schatzkammer des Buddhismus. Sie sind die Quelle, der alles Leben entspringt, auch Buddha und Bodhidharma!»[23]

Die folgende weniger ernste und höchstwahrscheinlich apokryphe Geschichte zeigt, wie Ikkyū, der schamlose Mönch, sich im Volksglauben darstellte:

Eines Tages sprach Tatsu-jo, die Frau eines Freundes von Ikkyū, im Tempel vor, um sich über die mutmaßliche Untreue ihres Mannes zu beklagen. Ikkyū lächelte: «Mach dir keine Sorgen.» Sie tranken Wein, und Ikkyū griff nach ihrer Hand. Tatsu-jo war überrascht und wollte gehen. Ikkyū bat sie, über Nacht zu bleiben, sie wurde jedoch ärgerlich und lief nach Hause. Unter Tränen berichtete sie ihrem Mann, was geschehen war, aber dieser lachte nur und sagte: «Ikkyū ist doch ein lebender Buddha, deshalb darfst du ruhig mit ihm schlafen. Geh nur!» Seine Frau putzte sich widerwillig heraus, bemalte und puderte sich bis hinter die Ohren und kehrte zum Tempel zurück.

Sie klopfte an und sagte mit schüchterner Stimme: «Ich hätte Euch heute nachmittag nicht zurückweisen sollen. Mein Mann hat mir die Erlaubnis gegeben herzukommen. Da bin ich also.» Ikkyū schmunzelte und sagte, ohne die Tür zu öffnen: «Ich will dich nicht mehr, vielen Dank. Vorhin hatte ich Lust, aber jetzt nicht mehr. Bitte geh nach Hause.» Tatsu-jo war wütend, aber sie konnte nichts weiter tun, als nach Hause zurückzukehren und ihrem Mann die Geschichte zu erzählen. Dieser klatschte in die Hände und sagte: «Wenn er sich rührt, rührt er sich, aber niemand vermag ihn zu rühren.»[24]

Ikkyūs Aussage «Verwandle niedere Lust in hehre Liebe, und sie wird mehr wert sein als ein Berg von Gold» scheint der des tantrischen Buddhismus sehr nahe zu kommen, dennoch gibt es gewisse Unterschiede. In der tantrischen Sexualität existiert stets ein Moment der Losgelöstheit: Im Mittelpunkt stehen die Transzendierung der körperlichen Gestalt der Partnerin und die Konzentration auf ihre überpersönlichen, universellen Aspekte. Ikkyū hingegen, der seine Partnerinnen nicht allein als Werkzeuge betrachtete, verliebte sich in einige von ihnen und hegte tiefe Zuneigung zu seinen Geliebten und deren Kindern. (Ikkyū war offenbar der Vater mindestens zweier Kinder.) Auf solche emotionalen Bindungen wird in tantrischen Texten kaum Bezug genommen. Die Eingeweihten sind angewiesen, ihre Partner als Emanationen eines höheren Prinzips zu begreifen und die persönliche Verstrickung möglichst gering zu halten. So war für die Tantriker (und Taoisten) der *Coitus reservatus*, bei dem der Samen zurückgehalten wird, gängige Praxis, während japanische Buddhisten wie Ikkyū spektakuläre Samenergüsse und rückhaltlose Intimität bevorzugten.

Dieser auf das Hier und Jetzt konzentrierte Pragmatismus des Zen, der die Dinge mit ungerührtem Realismus so akzeptiert, wie sie sind, findet in den folgenden beiden Gedichten seinen Ausdruck:

Zehn lange Jahre tollte ich in Freudenhäusern herum.
  Nun bin ich ganz allein, tief im dunklen Tal.
Dreißigtausend Meilen von Wolken liegen zwischen mir
  und den Orten, die ich liebe.
Das einzige Geräusch, das an meine Ohren dringt, ist
  der schwermütige Wind, der in den alten Kiefern rauscht.

Der Dharma-Meister der Liebe
Mein Leben war geweiht dem Liebesspiel – ich bereue nicht,
verstrickt zu sein ins rote Garn von Kopf bis Fuß.
Ich schäme mich nicht der Tage, die als Verrückte Wolke
  ich verbrachte.
Doch dieser bitt're Herbst, der nun zehn Jahre dauert,
schmeckt mir gar nicht.

Ikkyūs damalige Impotenz wurde geheilt, als er seiner großen Liebe, der blinden Sängerin Mori, begegnete. Ikkyū – damals in seinen Siebzigern (sie war offenbar Mitte Zwanzig) – war ihr hoffnungslos verfallen:

Auf welche Weise gliche Moris Hand der meinen?
Es gibt keinen Vergleich – ich glaube, sie ist eine Meisterin
  im Liebesspiel:

Welkt mein Jadestengel, bringt sie ihn zum Sprießen!
Wie genießen wir unsern intimen kleinen Kreis!

Jede Nacht begleitet mich der Gesang der Blinden Mori.
Unter den Decken flüstern zwei Mandarinenten miteinander.
Wir geloben, für immer beisammen zu sein,
doch jetzt erfreut sich dieser alte Knabe eines ewigen
Frühlings.

An Fluß oder Meer und im Gebirge
verschmäht ein Mann des Weges Reichtum und Ruhm.
Nacht für Nacht schmiegen wir Turteltauben uns aneinander auf dem Meditationspodest,
verloren in Liebkosung, intimen Gesprächen und
orgiastischer Glückseligkeit.

Ikkyū fiel in immer größere Ekstase über die duftende Yoni der Dame Mori und ihren herrlichen Geschmack:

Die Festung der Liebe muß mit Gewißheit gestürmt werden.
Mitternacht, auf dem Juwelenlager, ein bittersüßer Traum.
Eine Blütenknospe am Ende des Pflaumenzweiges,
und die süß-duftende Narzisse zwischen ihren Schenkeln
schwillt und schwillt.

Das Parfüm ihrer Narzisse reizt die Knospe meiner
Pflaumenblüte, besiegelt unsern Bund.
Der zarte Duft der Blumen des Eros,
die Wassernymphe, sie verschlingt mich im Liebesspiel
Nacht um zärtliche Nacht am smaragdgrünen Meer,
unterm azurblauen Himmel.

Betört hat mich die schöne Mori aus dem himmlischen Garten.
Auf dem Kissen liegend, die Zunge an ihrem Blütenstempel,
füllt sich mein Mund mit dem reinen Parfüm aus den
Wassern ihres Stroms.
Die Dämmerung naht, dann der Schatten des Mondlichts,
während wir unser neues Lied singen.

Als Ikkyū im Alter von 87 Jahren starb, bedauerte er es zutiefst, daß er seinen Kopf nun nicht mehr in den Schoß der Dame Mori legen oder die Nächte im Liebesspiel mit ihr verbringen würde. Bis an sein Ende war Ikkyū überzeugt, daß er dem Grundsatz des Zen, in jeder Hinsicht einfach alltäglich zu sein, Folge geleistet und getreu der Lehre Sung-yuans gelebt habe, daß das rote Garn der Leidenschaft ein Grundprinzip des Lebens für alle sei, Irrgeleitete oder Erleuchtete, Verstrickte oder Nichtverstrickte. In der folgenden Inschrift auf einem seiner Porträts faßte Ikkyū sein Leben zusammen:

Das lange Schwert blitzt gen Himmel.
Mein Skelett ist für alle sichtbar.
Ich, den man preist als Feldherrn des Zen,
schmecke das Leben und genieße die Liebe ganz und gar!

In Leben und Lehre des Hakuin, der im allgemeinen als der größte aller japanischen Zen-Meister angesehen wird, spielt die Liebe hingegen keine große Rolle.[25] Hakuin verehrte Ikkyū, pflegte aber einen weit nüchterneren Lebensstil und schien sich niemals ernsthaft auf Frauen (oder Männer) einzulassen. Eine seiner Biographien berichtet von nur einer einzigen Begegnung mit dem weiblichen Geschlecht:

Gegen Ende seines Lebens besuchte der 83 Jahre alte Meister einen Tempel, um über den Dharma zu sprechen. Bei seiner Ankunft brach er plötzlich zusammen und wurde von heftigem Schüttelfrost ergriffen. Eine Dorfbewohnerin in mittleren Jahren fragte, was sie für ihn tun könne. Hakuin antwortete: «Wärme mich mit deinem Körper.» Sie zog ihre Kleider aus und umarmte Hakuin. Dieser fiel für mehrere Stunden in tiefen Schlaf, schwitzte seine Krankheit aus und genas.[26]

Als er noch jung war, wurde Hakuin einmal von einem Dorfmädchen beschuldigt, der Vater ihres unehelichen Kindes zu sein. Aufgrund des besonderen Rufes, den die buddhistischen Priester in Japan hatten, überraschte diese Anklage niemanden, und Hakuin brachte auch nichts zu seiner Verteidigung hervor. Als der erboste Vater des Mädchens von Hakuin verlangte, er solle das Kind aufziehen, kümmerte er sich widerspruchslos darum, nahm es mit auf seine Bettelrunden und erduldete schweigend die Verachtung, die die Dorfbewohner über ihm ausgossen. Schließlich wurde das Mädchen von Reue ergriffen und gestand die Wahrheit – ein junger Nachbar war der Vater, nicht Hakuin. Als der gedemütigte Vater des Mädchens ihn um Verzeihung für die falsche Anschuldigung bat, entgegnete Hakuin ruhig: «Mach dir keine Sorgen», übergab ihnen das Baby und erwähnte den Vorfall nie wieder.

In seinen Schriften schalt Hakuin die Feudalherren und Beamten wegen ihrer Sucht nach Lust sowie ihrer kostspieligen Gewohnheit, sich mit eitlen und frivolen Damen zu umgeben.[27] Er prangerte die einheimischen Fürsten an, die kleine Vermögen zahlten, um sich die Dienste von Freudenmädchen aus Kyōto zu sichern. Diese wurden dann bald fallengelassen und gegen andere ausgetauscht. Hakuin hielt es für einen Skandal, daß ein Drittel des Lehenshaushaltes dafür ausgegeben wurde, Frauen anzukaufen und zu unterhalten.[28] Er malte Bilder mit einer Garnele, dem Symbol für Langlebigkeit, und versah sie mit folgendem Ratschlag: «Willst du so alt werden, sei maßvoll im Essen und schlaf allein.»[29]

Hakuin führte jedoch keinen Kreuzzug gegen die Lust wie der Zen-Priester Munan, der schrieb: «Ein Priester oder Mönch sollte sich niemals einer Frau nähern. Auch wenn er die Ordensregel nicht verletzt, kann er es doch nicht vermeiden, von ihrer Anwesenheit berührt zu werden. Wenn man sich also einer Frau nähert, beginnt schon die Hinwendung des eigenen Karma zur Wiedergeburt als Tier. Ich habe es mir zum Grundsatz gemacht, Frauen zu meiden, da ich mir über die animalischen Rückstände in meiner Natur bewußt bin.»[30] Hakuin dagegen hatte Scharen von Schülerinnen, von denen einige aus dem Freudenviertel des nahegelegenen Hara stammten, einer Hauptraststation der alten Tokaidō-Straße. Außerdem hatte er Sinn für Humor – ein Schlüsselbegriff im Zen. Hakuin schrieb: «Viele verstehen einen guten Scherz, aber nur wenige verstehen das Lachen.»[31]

Satsu gehörte zu Hakuins schillerndsten Schülerinnen.[32] Die Mädchen jener Zeit heirateten mit etwa sechzehn Jahren, doch Satsu hatte wegen ihrer Unscheinbarkeit Schwierigkeiten, einen Bewerber zu finden. Ihre Eltern rieten ihr, um einen passenden Mann zur Kannon zu beten. Eines Tages sah ihr Vater sie zu seinem Entsetzen auf einer Ausgabe des *Kannon-Sūtra* sitzen.

«Was fällt dir ein, dich auf das Heilige Buch zu setzen?» schrie er sie wütend an.

«Was denn?» fragte Satsu ungerührt. «Wo ist der Unterschied zwischen meinem Hinterteil und einem Sūtra-Buch?»

Der völlig verblüffte Vater beriet sich mit Hakuin. Der Meister lächelte: «Du hast eine ziemlich schlaue Tochter. Gib ihr dieses Kōan-Gedicht von mir:

Hörst du
in der Schwärze der Nacht
den Schrei der Krähe, die nicht schreit,
die ungeborene Zukunft [wird sich offenbaren]
und du wirst die Liebe des Vaters verstehen.»

Satsu zeigte sich unbeeindruckt von dem Vers. «Was ist so gut daran? Hakuin ist kein bißchen besser als ich!»

Satsu wurde Hakuins Schülerin, aber sie machte ihm ganz schön zu schaffen. Einmal bat sie ihn während eines Gesprächs, ihr einen schwierigen Aspekt zu erklären. In dem Augenblick, als er zu sprechen begann, sagte Satsu: «Danke sehr», und ließ ihren Meister mit offenem Mund stehen.

Satsu widerstand allen Bemühungen, sie zu verheiraten, aber als sie etwa 23 Jahre alt war, sprach Hakuin zu ihr: «Du begreifst das Wesen des Zen, aber du mußt es in die Praxis umsetzen. Am besten heiratest du, um die natürliche Paarung von Mann und Frau zu vollziehen. Geist und Materie, Erleuchtung und Verwirklichung sollten in Einklang mit den Gegebenheiten des täglichen Lebens gebracht werden.» Mit anderen Worten waren Ehe, Sexualität und die Geburt und Aufzucht von Kindern alles Aspekte einer dynamischen Meditation, jener Art von Zazen, die Hakuin am meisten schätzte: «Meditation im Handeln ist der Meditation im Stillsitzen milliardenfach überlegen.»

Satsu folgte dem Ratschlag ihres Meisters und heiratete. Als sie später eines ihrer geliebten Enkelkinder verlor, brach sie in einen Strom von Tränen aus. Ein gefühlloser Nachbar bemerkte: «Ich hörte, daß du ein Zeugnis der Erleuchtung von Hakuin selbst bekommen hast. Warum stellst du dich dann so an?»

«Dummkopf!» schnappte Satsu zurück. «Meine Tränen sind ein besseres Angedenken, als es der traurige Gesang von hundert Priestern je zu sein vermöchte. Diese Tränen gelten allen toten Kindern. So empfinde ich in diesem Augenblick!»

Ōhashi, eine andere Schülerin Hakuins, erlangte sogar Satori, während sie als Freudenmädchen arbeitete.[33] Ōhashi war eine schöne und begabte junge Frau, die sich als Kurtisane verdingte, um ihre Familie zu unterstützen, nachdem ihr Vater, ein Samurai, beim Tode seines Herrn seine Stellung verloren hatte. Die über ihr Schicksal verzweifelte Ōhashi erhielt von einem Kunden, der Mönch war, diesen weisen Rat: «Erleuchtung und innerer Friede sind unter allen Umständen möglich, selbst hier in der Welt der Blumen und Weiden. Suche den Buddha allerorten und du wirst Befreiung erlangen.» Hierauf praktizierte Ōhashi eifrig Zazen, meditierte über das Leben als höchstes Kōan und wurde auf folgende Weise erweckt:

Ōhashi, die sich vor Gewitter fürchtete, zwang sich eines Tages, während eines heftigen Sturms, auf der Veranda zu sitzen, um sich von ihrer Angst zu befreien. Ein Blitz fuhr unmittelbar vor ihr nieder und raubte ihr das Bewußtsein. Als sie wieder zu sich kam, fühlte sie sich eins mit dem Universum. Hakuin bestätigte ihre Erleuchtung, die bewies, daß auch eine Kurtisane zum Buddha werden konnte. Ōhashi wurde schließlich von einem reichen Gönner freigekauft, den sie dann heiratete. Später wurde sie mit der Erlaubnis ihres Mannes Nonne. (Solche Ereignisse traten seit Buddhas Zeiten auf. Eine seiner Hauptgönnerinnen und getreuen Anhängerinnen war Ambāpali, die gefeiertste Kurtisane ihrer Zeit. Nachdem sie sich nach vielen Jahren auf der Höhe ihres Erfolges aus ihrem Beruf zurückgezogen hatte, wurde sie Nonne und als Arhat anerkannt.)

Es ist sehr interessant, daß der Priester Suiō, der – wie Ikkyū – keinen Hehl aus seiner Vorliebe für Frauen und Wein machte, zu Hakuins Nachfolger im Shōin-ji ernannt wurde. Obwohl sich Hakuin selbst an die Klosterregeln hielt, ließ er anderen viel Spielraum bei ihrer Ausübung des Zen. Hakuin zeigte in der Tat großes Verständnis für die menschliche Natur. Eines Tages machte ein reisender Samurai-Fürst in der Nähe von Hakuins Tempel halt und verliebte sich unsterblich in die Tochter eines Gastwirts. Ungeachtet seiner Liebesschwüre und seines Reichtums weigerte sich das Mädchen, ihre alten Eltern zu verlassen. Hakuin soll darauf ein kleines Holzbildnis des Mädchens geschnitzt haben, damit der Fürst es in der Hoffnung, daß sie eines Tages zu ihm kommen würde, bei sich tragen konnte. Unglücklicherweise starb das Mädchen bald darauf, und der Fürst mußte sich mit der Erinnerung an seine Liebste bescheiden.[34]

Ein ausgesprochen erotisches Element weist jedoch die Zen-Kunst Hakuins auf. Einige seiner monumentalen *Ichi*-Kalligraphien [*ichi* bedeutet «eins» auf Japanisch; das Zeichen dafür besteht aus einem waagrechten Strich. Anm. d. Übers.] wirken wie riesige Phallen. Außerdem existiert eine Skizze von einem Säulenphallus, ein gängiges Bild im ländlichen Japan, mit der Inschrift: «Selbst wenn der Wind weht, bewegt er sich nicht!»[35] Hakuin fertigte viele Tuschebilder von Bonseki, Miniaturlandschaften auf einem Tablett, an. Die Bilder dienten sowohl als Satire über unfromme Mönche wie auch als Liebeszauber. Folgende Anspielung findet sich als Inschrift auf einem dieser Bilder:

Herr Bon,
geht Ihr zum Gebet
in den Ishiyama-Tempel?

«Bon» ist auf Japanisch ein Homonym für «Mönch». In der Nähe von Ishiyama gab es ein berühmtes Freudenviertel, das die dortige Hauptattraktion darstellte. Daher bedeutet die Inschrift auch:

Herr Mönch,
geht Ihr zum Ishiyama-Tempel,
um zu vögeln?

Eine nähere Untersuchung des Bildes offenbart, daß die Miniaturberge auf dem Tablett erekt und «in voller Rüstung» dastehen. Man glaubte, daß ein solches Bild, in der Bildnische des Zimmers aufgehängt, Glück in der Liebe und Fruchtbarkeit in der Ehe gewährte. (Hakuins Gemälde von Fukurokuju, dem Gott der Langlebigkeit, der einen unerhört langen Schädel hatte, dienten ebenfalls als Liebeszauber.) Zu Hakuins Lieblingssujets gehörte der Berg Fuji – an sich schon ein Sexualsymbol – mit diesem kleinen erotischen Vers: «O schöne Dame Fuji, laß den Wolkenschleier herab und zeig mir deine weiße Haut.» Dies ist ein köstliches Beispiel für die Zen-Idee «Laß alle Äußerlichkeiten fallen und zeige dein wahres Wesen».[36]

Hakuin malte häufig Otafuku, die unscheinbare Prostituierte vom Land mit dem goldenen Herzen, die die Göttin der Barmherzigkeit in Verkleidung ist und selbstlose Liebe und innere Reinheit verkörpert. Auf einem Bild wartet Otafuku mit einem Korb voller Süßigkeiten auf Kunden. Hakuins begleitende Inschrift besagt, daß die Kuchen, gefüllt mit der Barmherzigkeit Buddhas, nur auf uns warteten. Die meisten Menschen seien jedoch geistig zu arm, um sie zur Speise zu nehmen.[37]

Der große Zen-Meister Sengai hingegen hatte zum Thema Sex viel zu sagen.[38] Aber auch er warnte vor den Gefahren der Ausschweifung.[39] Er malte von der Syphilis zerrüttete Sünder und schrieb ein Gedicht darüber, wie eine blinde Leidenschaft für Freudenmädchen zu heilen sei: «Gedenke der nahenden Kühle des Herbstes und der tödlichen Kälte, vor der es kein Entrinnen gibt.»[40] Aber seine Grundeinstellung zur Sexualität war positiv. Eines seiner Gedichte faßt die Gedanken der Zen-Anhänger über die Liebe zusammen:

Sich zu verlieben, ist gefährlich,
denn Leidenschaft ist die Quelle der Illusion;
dennoch ist die Liebe des Lebens Würze,
und die Leidenschaft selbst
kann zur Erleuchtung führen.[41]

Sengai stellte Monju, den Bodhisattva der Weisheit, einmal mit erigiertem Penis dar und fügte diesen Vers hinzu: «Hier ist ein Schatz, der zur Gänze auszuschöpfen ist!»[42] Ein Bild von Sengai mit einem kopulierenden Paar trägt die folgende ekstatische Inschrift:

Hier liegt der Ursprung kosmischer Durchdringung,
die buddhistische Übung, die die beiden Wurzeln vereint.
Erklimme den gegenüberliegenden Gipfel
und erreiche die Nicht-Zweiheit in Einheit.[43]

Auf einer Zeichnung von Sengai bietet ein Mann seinen riesigen Penis einer schönen Shintō-Göttin dar, die auf einer einsamen Insel ausgesetzt lebt.[44] Sengai pinselte für seine Gemeindemitglieder auch phallische Talismane, die er humorvoll als Pilze darstellte. Auf solche Bilder schrieb er: «Seltsam, wie sehr dieser Pilz einem Penis ähnelt!»[45] Eine Skizze von zwei goldenen Kugeln versah er mit diesem Spruch: «Der Grund, aus dem wir alle hier sind!»[46]

Sengai liebte es, die Geschichte von Kanshin (chinesisch Han-shin) zu illustrieren. Kanshin war ein chinesischer Beamter der Han-Dynastie, der Blutvergießen verhindert hatte, indem er sich gedemütigt hatte und durch die Beine eines gegnerischen Generals gekrochen war. In Sengais japanischer Version wird Kanshin zum beleibten Kaufmann, der durch die Beine eines grimmigen, von einer echten oder eingebildeten Beleidigung erzürnten Samurai krabbelt. Sengais Inschrift erinnert an Drugpa Künleg und Ikkyū: «Warum sollte Kanshin sich schämen? Wer auf dieser Welt ist nicht zwischen Beinen hervorgekrochen?»[47] Sengai schrieb «Heil dem Lotos-Sūtra des Großen Gesetzes» (das Äquivalent zu «Gott ist im Himmel, und auf Erden ist alles in Ordnung») auf sein Bild «Verliebte Katzen».[48] Er stellte den Gott des Glücks beim Aufwärmen seiner Hoden dar und erklärte: «Wärme den Familienschatz und laß das Feuer nicht ausgehen.»[49]

Sengai war ein wandelndes Kōan: Eines Tages, als er auf Reisen war, hielt ihn ein Grenzposten irrtümlich für eine Nonne. Sengai öffnete sein Gewand, zeigte seine Männlichkeit und ging wortlos seiner Wege.[50] Der alte Meister schlief gern unbekleidet. Ein Laienschüler auf Besuch sah ihn, wie er in diesem Zustand ein Nickerchen machte. Der Schüler ergriff Sengais Penis und stellte die ewige Zen-Frage: «Was ist das?» Ohne die Augen zu öffnen gab Sengai ungerührt zur Antwort: «Ein verschrumpelter Schatz.»[51]

Tangen war Sengais bester Schüler, doch er hatte ein Laster. Fast jede Nacht sprang er über die Tempelmauern und machte sich auf den Weg zum Freudenviertel. Wenn Sengai auch sehr verständnisvoll war (bei einem unerwarteten Regenguß ließ er Tangen einmal von einem Novizen einen Regenschirm ins Geisha-Haus bringen), fand er dennoch, daß solche Exzesse seinen Schüler in den Ruin führen würden. Eines Nachts entfernte er Tangens Trittstein und setzte sich zu Füßen der Mauer in Meditation nieder. Kurz vor Tagesanbruch sprang Tangen über die Mauer, prallte auf etwas Warmes, eilte ins Kloster zurück und wunderte sich: «Auf was bin ich da nur getreten?» Als Sengai nicht zur Morgenandacht erschien, fragte Tangen nach dem Grund. «Er hat schreckliche Kopfschmerzen», war die Antwort. Tangen konnte sich denken, was geschehen war, und schwor, sich zu bessern.

Sengai war sehr gütig zu Frauen, ganz gleich welcher Herkunft sie waren. Eines seiner Gemälde zeigt eine Frau, die ernsthaft Zazen praktiziert, und trägt die Inschrift: «Wie kann sich die obere Wurzel (der Penis) von der unteren Wurzel (die Vagina) unterscheiden? Wir brauchen mehr heroische Frauen!»[52] Im Zen sollte es keine sexuelle Diskriminierung geben. Sengai gewährte ledigen Müttern Zuflucht und nahm ihre Kinder mit auf seine Bettelgänge, um sie mit Nahrung zu versorgen. Den Kurtisanen und der Rolle, die sie spielten, war Sengai sogar noch mehr zugetan als Hakuin. Er versah Dutzende von Porträts schöner Geishas und Badehausmädchen mit Zen-Sprüchen.

«Ein Freudenmädchen ist wie die Klinge eines Rasiermessers» (d.h. der wahre Prüfstein der Erleuchtung), besagt der Sinnspruch auf einer seiner Kurtisanenzeichnungen.[53] Inschriften auf ähnlichen Bildern lauten: «Ein großes Geschenk, ein großes Geschenk!» und «[Geh nur], schlafe immer wieder mit ihnen!»[54] Auf das Gemälde von einer Schönheit, die gerade dem Bade entsteigt, schrieb er: «Nicht leicht, nicht schwierig»[55] – und wollte damit wohl sagen, daß man nicht allzu heftig versuchen sollte zu widerstehen, sich aber auch nicht völlig der sexuellen Leidenschaft und der Schönheit anheimgeben dürfe, sondern die Dinge akzeptieren sollte, wie sie sind. Liebevoll schrieb Sengai diesen Vers auf das Bild einer wunderschönen Kurtisane:

Die Welt zu erobern
und über die Zukunft zu herrschen,
komm, komm,
ich helfe dir, einmal ein Buddha zu sein –
nimm meine Hand und teile mein Lager![56]

Wie Hakuin glaubte auch Sengai, daß Kannon häufig in Gestalt einer Kurtisane erschien, um Männer zur Buddhaschaft zu führen, und daß viele diese Gelegenheit aus Dummheit, Unkenntnis oder Angst versäumten:

Das Gesicht wie eine Pfirsichblüte,
das Herz erfüllt vom Liebesspiel
und ein gepudertes Antlitz mit scharlachroten Lippen.
Kostbarer als jeder Schatz,
die Quelle des Lebens, der alle Verehrung gebührt.
Lob sei dir Kannon, du Gütige und Barmherzige!
Doch warum fürchten die Jünglinge dich?[57]

Im Zen wurden Mönche und Kurtisanen sogar zu einem Komplementärpaar. Takuan schrieb folgendes Gedicht auf ein Kurtisanenbild:

Buddha verkauft die Lehre,
die Patriarchen verkaufen den Buddha,
die großen Priester verkaufen die Patriarchen,
sie verkauft ihren Leib –
damit die Begierden aller Wesen Ruhe finden.
Form ist Leere, die Begierden sind Erleuchtung.[58]

Einst kam ein junger Lebemann mit einer Bildrolle zu Takuan und bat um eine Inschrift. Als Takuan sie aufrollte, sah er, daß es sich um das Bild einer nackten Kurtisane auf der Höhe der Leidenschaft handelte. Wortlos fügte er diesen Vers hinzu:

Form ist Leere. Leere ist Form;
Weiden sind grün. Blumen sind rot.[59]

Seisetsu, einer von Sengais Brüdern im Dharma, verfaßte das Gedicht *Vergnügungen im Yoshiwara-Freudenviertel*:

Zuweilen findet man das wahre Mitgefühl
beim Liebesspiel im Boudoir des Freudenmädchens;
genieße doch ein Weilchen die Leidenschaft der jungen
Schönen –
an einem Frühlingstag brechen die Päonien zu vollster
Blüte auf.[60]

In Korea galten sowohl der buddhistische Klerus als auch die Kisaeng, die Freudenmädchen, bei den konfuzianischen Behörden als soziale Außenseiter. Die beiden Gruppen entwickelten eine besondere Beziehung zueinander – die Kisaeng unterstützten die Tempel und wurden häufig Nonnen, nachdem ihre Laufbahn vorüber war. Es war auch nicht ungewöhnlich, daß ein Mönch und eine Kisaeng sich verliebten. Der koreanische «Mönchstanz» hat seinen Ursprung in einer solchen Liebesgeschichte.

Chini war die schönste und begabteste Kurtisane ihrer Zeit. Sie war davon überzeugt, daß kein Mann ihr widerstehen konnte, und als sie von einem heiligen Zen-Mönch Kunde erhielt, der seit dreißig Jahren in den Bergen lebte, machte sie sich auf, ihn zu umgarnen. Chini wurde als Schülerin angenommen, aber der Mönch Chijok war ständig auf der Hut. Bis zu einem Regentag im Sommer gelang es ihm, der Versuchung zu widerstehen. Chini lief hinaus in den Hof und begann im Regen zu tanzen. Nachdem sie sich in eine ekstatische Trance getanzt hatte, betrat sie die Klause, entkleidete sich und umarmte den nun ebenfalls willigen Chijok. So wurden die beiden eins. Chijok kehrte nach dieser Erfahrung zur Welt zurück, und man konnte ihn häufig beobachten, wie er glücklich durch die Straßen tanzte. Wenn er gefragt wurde, wie ihm denn seine dreißig Jahre in den Bergen gefallen hätten, so antwortete er: «Es war wundervoll!» Wenn die Frage lautete: «Warum bist du in die Welt zurückgekehrt?» entgegnete Chijok: «Chini hat mich davor gerettet, in den Bergen zu verfaulen». Ein Tanz, der sich aus Chinis erotischer Darbietung entwickelte, hieß «Leidenschaft», und einer, der auf Chijoks fröhlichen Hopsern basierte, «Befreiung».[61]

Ihren Großen Patriarchen Daruma [jap. für Bodhidharma; Anm. d. Übers.], das universale Symbol des Zen, schlossen die japanischen Buddhisten nicht in eine Höhle oder in ein Kloster ein. Die Künstler des Ukiyo-e bildeten den strengen Zen-Meister häufig in Gesellschaft hinreißender Kurtisanen ab. Diese Bilder und Drucke zeigen, wie selbst Daruma, der Inbegriff von Selbstbeherrschung und stahlharter Entschlossenheit, vom Zauber der gertenschlanken jungen Schönheiten versucht wird. In den frühesten Abbildungen des Daruma-Kurtisanen-Sujets wirft er nur verstohlene Blicke auf die schönen Frauen; spätere Künstler stellten den Patriarchen jedoch als völlig von den Mädchen bezaubert dar. Das geht sogar so weit, daß er mit den verführerischen Schönheiten die Kleider tauscht und so «Daruma im Netz»[62] darstellt. Daruma-Stehaufmännchen ohne Beine sollten ursprünglich Kinder als ein Beispiel für Unverwüstlichkeit dienen – «Siebenmal gefallen, achtmal wieder aufgestanden» lautete das entsprechende Sprichwort. Aber japanische Spaßvögel gaben den billigen Dirnen flugs den Spitznamen «Daruma», weil diese jedesmal, wenn sie aufs Kreuz gelegt wurden, wieder aufsprangen, um weiterzumachen.

Gōchō pflegte zwar die Ordensregeln streng zu befolgen, hatte aber, wie viele japanische buddhistische Meister, eine Schwäche für Freudenmädchen und die wichtige Rolle, die sie im Zen spielen können. Sein Bild von einem Daruma-Männchen versah er mit dieser Inschrift:

Auf und nieder,
auf und nieder,
Ich habe sehr viel
Ausdauer –
erkennt denn niemand meine wahre Absicht?[63]

Bokuza, ein berühmter buddhistischer Gelehrter der Schule des Sōtō-Zen, legt einer Kurtisane, die auf einem seiner Bilder Daruma begegnet, folgende Worte in den Mund:

Er saß mit dem Gesicht zur Wand, neun Jahre lang – na und!
Ich hab meine Arbeit in der fließenden Welt getan, zehn
Jahre lang!
Lust und Erleuchtung sind die beiden Lebensadern,
doch bist du nicht verblendet, so sind sie eins –
sie stehen zusammen im Leben des Alltags.

Durchtrenne das rote Garn und werde zum Buddha!
Für meine Freier werde ich zum Netz [der Kannon]
und werfe es über sie oder lasse sie selbst darin versinken.
Mein Beruf ist wie der deine![64]

In einigen Fällen war die Verwandlung perfekt: Daruma wurde tatsächlich als eine junge Frau mit einer symbolischen Yoni dargestellt. Dies illustrierte, daß die Mann-Frau-Dichotomie durch Erleuchtung überwunden werden konnte.[65] Ein weiterer interessanter Volksbrauch bestand darin, Jungvermählten ein Bild von Kanzan und Jittoku zu überreichen. Die beiden Zen-Schelme und unzertrennlichen Gefährten symbolisierten heitere Zuneigung und ewige Freundschaft. In den erotischen Shunga werden die beiden als Geschlechtsteile dargestellt – Kazan ist «Meister Schwanz» und Jittoku ist die «Dame Muschi». Die Aufschrift eines solchen Gemäldes lautet:

Der Beischlaf ist die Quelle allen Glücks;
vereinigt euch und kostet die Freuden des Universums![66]

In Japan gehörten Besuche im Bordell regelrecht (wenn auch unausgesprochen) zur traditionellen Zen-Ausbildung. Ekidō verbrachte, wie Tausende von Schülern vor ihm, eine Nacht im Geisha-Haus. Am Morgen sagte er zur Besitzerin: «Gestern nacht war ich dein Kunde, doch heute morgen bin ich Priester. Erlaube mir eine buddhistische Andacht zum Wohle aller Bewohner dieses Hauses zu halten.» Die überraschte Besitzerin antwortete: «Dies ist das erste Mal, daß ein Mönch nicht versucht hat, sich als ‹Arzt› oder ‹Student› auszugeben. Aus diesem Burschen wird eines Tages etwas werden.» Die Prophezeiung trat ein, denn Ekidō wurde später zum Oberhaupt der Sōtō-Schule ernannt.[67]

Eines Tages begrüßte ein Mädchen aus einem Geisha-Haus den Zen-Meister Mokudō freudig mit seinem Namen. Er ging hinein und entdeckte, daß er das Mädchen aus seiner Kindheit kannte. Ein Jahr lang hatte es in ihrem Dorf keine Ernte gegeben, und sie war Kurtisane geworden, um ihre Familie zu ernähren. Sie sprachen bis in den späten Abend über alte Zeiten. Danach lud sie ihn ein, über Nacht zu bleiben. Er bezahlte die Gebühr an den Hausherrn, und das Mädchen breitete das Bettzeug aus. Sie zog die Decken zurück und sagte: «Komm zu mir. Niemand wird es erfahren.» – «Es ist sehr freundlich von dir, mich einzuladen», antwortete Mokudō, «aber im Augenblick würde ich lieber Zazen üben. Es ist dein gegenwärtiger Beruf, mit Kunden zu schlafen, und mein Beruf ist jetzt die Meditation. Wir wollen es dabei belassen.»[68]

Enthusiastische junge Mönche waren die Lieblinge der Mädchen in den Freudenvierteln. Ein Mönch aus Kyōto verbrachte soviel Zeit im Vergnügungsviertel, daß sein Name zu einer Bezeichnung für alle Mönche auf Zechtour wurde.[69] Der gutaussehende Tekisō wurde von vielen Geishas begehrt und legte sogar seine Kutte ab, um eine Weile mit einer von ihnen zusammenzuleben. Eines Tages beobachtete er eine Reihe von Zen-Mönchen auf ihrem Bettelgang. «Ach, wie würde ich es gerne noch einmal versuchen», seufzte er. Seine Geliebte packte sofort seine Sachen, küßte ihn zärtlich und schickte ihn los. Nachdem Tekisō Abt in einem großen Tempel geworden war, gab er den Kurtisanen aus dem dortigen Bordell Kalligraphieunterricht, und wenn er für sie einen Gottesdienst gehalten hatte, pflegte Tekisō nach den Rezitationen mit den Mädchen zu singen und zu tanzen.[70]

Die Zen-Meister kannten auch die romantische Liebe. Ryōkan[71] verliebte sich noch im Alter in die schöne junge Nonne Teishin. Obwohl ihre Beziehung offenbar platonisch blieb, tauschten die beiden eine Reihe von zärtlichen Liebesgedichten aus. Als Teishin Ryōkan zum ersten Mal begegnete, dichtete sie diesen Vers[72]:

Warst wirklich du es,
den ich sah,
oder ist die Freude,

die ich noch spüre,
nur ein Traum?

Ryōkan gab zur Antwort:

In dieser Traumwelt
schlummern wir
und sprechen von Träumen –
träume, träume nur,
soviel du willst.

Auch diese Gedichte tauschten sie aus:

Hier bei dir,
da könnt ich bleiben
Tage und Jahre ohne Zahl,
still wie der helle Mond,
den wir gemeinsam betrachten.
(Teishin)

Wenn dein Herz
unwandelbar bleibt,
werden wir verbunden sein, so eng
wie endlose Ranken
Jahr um Jahr.
(Ryōkan)

Als Teishin Ryōkan eine Zeitlang nicht besuchte, schickte er ihr dieses traurige Gedicht:

Hast du mich vergessen,
oder den Weg zu mir verloren?
Nun warte ich auf dich
den ganzen Tag, jeden Tag,
doch du erscheinst nicht.

Teishin schrieb zurück und klagte, daß weltliche Angelegenheiten sie zurückhielten:

Der Mond erstrahlt
gewiß ganz hell,
hoch über den Bergen,
doch dunkle Wolken
hüllen den Gipfel in Dunkelheit.

Ryōkan sandte ihr diesen Rat:

Erhebe dich
über die dunklen Wolken,
die die Spitze bedecken.
Wie kannst du sonst je
die Helligkeit entdecken?

Teishin war den ganzen Winter über eingeschneit und konnte Ryōkan bis zum Frühlingstauwetter nicht besuchen. Als er sie sah, rief Ryōkan aus:

Im Himmel und auf Erden
gibt es nichts,
das so kostbar wäre,
wie ein Besuch von dir
am ersten Frühlingstag.

Und er fügte hinzu:

Der Weg Buddhas
ist nichts,
was man mit der Hand berühren könnte.
Erkenne dies,
und alles wird gut sein.

An einem Sommertag wollte Teishin Ryōkan besuchen, aber er war nicht da. Sie hinterließ dieses Gedicht für ihn:

Ich sah dich nicht,
als ich deine Klause aufsuchte,
doch die kleine Hütte
war erfüllt vom Duft
der Lotosblume.

Ryōkan antwortete:

Wahrlich, der ganze Schmuck,
den ich brauche
ist eine einzige Lotosblume –
siehst du sie,
so denke an mich.

Wegen seiner schwarzen Kutte und seiner sonnenverbrannten Haut gaben Teishin und ihre Freunde Ryōkan den Spitznamen «Krähe». (Im Fernen Osten ist die Krähe ein Symbol der ewigen Liebe.) Hocherfreut verfaßte Ryōkan diesen Vers:

Frei wie ein Vogel
kann ich fliegen, wohin auch immer ich will.
Von morgen an
trage ich den Namen «Krähe»,
den mir die Freunde gaben.

Teishin entgegnete sofort:

Wenn die Bergkrähe
in ihr Nest fliegt,
nimmt sie ihn dann nicht mit sich,
ihren kleinen Liebling,
mit den weichen Schwingen?

Ryōkan antwortete lächelnd:

Wie gern
nähme ich dich mit,
überallhin.
Doch würden die Leute nicht sagen,
wir seien Turteltauben?

Teishin eilte an Ryōkans Seite, als er auf dem Totenbett lag. Als sie ankam, schilderte er ihr seine Liebe:

«Wann nur, wann?» so seufzte ich.
Die Ersehnte
ist endlich gekommen.
Mit ihr an meiner Seite
habe ich alles, was ich brauche.

Eine hübsche Geschichte über Ryōkan handelt von einem seiner Stegreifgedichte. Ryōkans Kalligraphien waren hochgeschätzt, und die Leute plagten ihn stets, ihnen Kostproben seiner Kunst zu schenken. Ryōkan hegte eine Abneigung gegen solche Bitten, weil viele seine Kalligraphien nur begehrten, um andere zu beeindrucken. Deshalb redete er sich gewöhnlich heraus, indem er versprach, «später» etwas anzufertigen. Ryōkan liebte das Go-Spiel, und häufig bestand sein Einsatz in einer Kalligraphie. Einmal verlor er, und sein gewitzter Gegenspieler erwartete ungeduldig seinen Gewinn. Statt des erhofften blumigen Zen-Spruchs erhielt er jedoch diese Kalligraphie von Ryōkan:

Beim Pflücken der Persimone –
sind mir die Hoden erfroren
im Herbstwind![73]

Ryōkan beteiligte sich gern an den Tänzen des Bon-Fests im Sommer, die die ganze Nacht andauerten. Da er aber ein Mönch war, mußte er sich mit einem großen Tuch und einem Frauenkimono verkleiden. Natürlich wußten alle Dorfbewohner Bescheid, und in einem Jahr beschlossen einige Männer, ihm einen Streich zu spielen. «Wer ist das zauberhafte Mädchen?» tuschelten sie untereinander, gerade laut genug, daß Ryōkan es hören konnte. «Sie ist wirklich eine gute Tänzerin!» Entzückt steigerte sich Ryōkan in die Rolle einer Tänzerin hinein und bewegte sich mit weiblicher Anmut hin und her.

Es gab nicht viele Zen-Meisterinnen in Japan, doch Eshun war eine der klügsten von allen – Männern und Frauen.[74] Da sie im ganzen Land den Ruf einer unübertrefflichen Schönheit genoß, war ihr Bruder, der Abt Ryōan, bestürzt über ihren Wunsch, Nonne zu werden und lehnte ihn ab. «Eine Frau gehört an den Herd. Du kannst den Buddhismus ebensogut als Laienbekennerin praktizieren. Außerdem bist du viel zu hübsch. Die Schüler könnten sich niemals beherrschen.» Einige Tage später kam Eshun wieder. Sie hatte sich den Kopf rasiert und ihr Gesicht mit glühenden Kohlen entstellt.

Als er ihre Entschlossenheit sah, lenkte Ryōan ein, doch selbst mit ihrem narbigen Gesicht und den weiten Kleidern, die ihre Figur verbargen, war Eshun noch hinreißend. Ein junger Mönch verliebte sich in sie und steckte ihr einen Liebesbrief in den Ärmel ihres Kimono. Eshun schrieb ihm zurück: «Ich nehme deinen Antrag an, aber da wir beide ein Gelübde abgelegt haben, müssen wir uns heimlich treffen. Zeit und Ort werde ich dich wissen lassen.»

Als sich die Gemeinde das nächste Mal versammelte, um der Predigt des Abtes zu lauschen, erschien Eshun plötzlich splitterfasernackt in der Haupthalle. Sie baute sich vor dem verliebten Mönch auf und sprach zu ihm: «Wenn du mich wirklich liebst, umarme mich jetzt!» Der Mönch floh voller Scham aus dem Tempel, während der Abt und die anderen Mönche wie vom Donner gerührt die Augen aufrissen.

Ein anderes Mal beschloß Ryōan, Eshun als seine Vertreterin zu einer besonderen Zusammenkunft in das alte Kloster Engaku-ji in Kamakura zu entsenden. Als einige der Mönche dort die Neuigkeit erfuhren, dachten sich die Schurken eine

List aus, mit der sie die Nonne prüfen wollten. Kurz nach ihrer Ankunft im Engaku-ji sprang ein Mönch Eshun vor die Füße, entblößte sich und rief: «Das Ding von diesem alten Mönch ist einen Meter lang. Na, wie wär's?» Ohne auch nur einen Augenblick zu zögern, öffnete Eshun ihre Kutte, erwiderte: «Das Ding von dieser Nonne ist ohne Boden!» und rauschte an ihm vorbei.

Suzuki Shōsan, ein Verfechter des Samurai-Zen, gebraucht eine ähnliche Geschichte als Kōan. Sie handelt von einer sehr klugen Laienbekennerin namens Mujaku, die in einem bestimmten Kloster lebte. Der dortige Meister schickte alle Mönche zur Feuerprobe zu ihr. Man'an, ein älterer und vornehmer Priester, ging zu einem «Dharma-Gefecht» zu ihr. Mujaku rief ihn in ihre Kammer. Als er eintrat, sah er sie splitternackt daliegen. Er zeigte auf ihr Geschlechtsteil und fragte: «Was ist das? Das Tor zur Welt?»

«Alle Buddhas der Vergangenheit, Gegenwart und Zukunft sowie alle sechs Patriarchen des Zen und alle verehrungswürdigen Mönche sind hier hindurch gekommen!» antwortete Mujaku.

«Kann ein alter Mönch wie ich dorthin zurückkehren oder nicht?» fragte Man'an.

«Esel kommen hier nicht weit», verkündete Mujaku, wandte sich Man'an zu und spreizte die Beine. Man'an zog sich beschämt und mit rotem Gesicht hastig zurück.

Shōsans Kōan lautete: «Was hättest du auf die Frage ‹Kann ein alter Mönch dorthin zurückkehren oder nicht?› geantwortet?»[75]

Ein echter Zen-Meister scheut niemals vor dem Thema Sex zurück. Auch Tesshū, der mutige erleuchtete Laie der Meiji-Zeit, stellte sich dem Problem.[76] Als junger Mann war Tesshū zugleich fasziniert und verwirrt vom Unterschied zwischen männlich und weiblich, zwischen dem eigenen Ich und anderen. In der Hoffnung, die Kluft zu überbrücken, nahm er «die asketische Disziplin der sexuellen Leidenschaft» auf und gelobte, jede Kurtisane in ganz Japan zu umarmen. Der gutaussehende, grimmig entschlossene Tesshū faszinierte die Mädchen in den Freudenvierteln, und einige von ihnen lehnten es sogar ab, sich freikaufen zu lassen, nur damit sie ihren unermüdlichen Liebhaber weiterhin sehen konnten. (Als Tesshū später ein berühmter Zen-Meister geworden war, hingen seine Kalligraphien in den Schmucknischen der Geisha-Häuser in den Freudenvierteln.) Tesshūs Frau wehrte sich schließlich gegen seine ständigen nächtlichen Ausflüge und ließ seine Erklärung, daß diese Bordellbesuche ein wesentlicher Teil seiner Zen-Schulung seien, nicht gelten. Sie verlangte, daß er damit aufhöre, und er tat es auch. Später bemerkte er jedoch: «Selbst nachdem ich Satori erlangt hatte, blieb mir das fundamentale Problem der Begierden. Bis zu meinem neunundvierzigsten Jahr (Tesshū starb mit Zweiundfünfzig) gelang es mir nicht, die leibliche Begierde zu überwinden.»

Ein Freund vermutete, daß Tesshū einfach älter wurde. «Nein», sagte Tesshū. «Was du mit sexueller Begierde meinst, ist physische Lust. Die hatte ich schon mit Mitte Dreißig überwunden. Wenn man nicht zum Wesen, zur Quelle der sexuellen Leidenschaft – der Wurzel des Samsāra und der Urkraft des Lebens –, vorzudringen vermag, ist jede Erleuchtung wertlos.» Die Lust ist das höchste Kōan.

Einer von seinen verheirateten Schülern sagte einst zu Tesshū: «Um Zen wirklich praktizieren zu können, muß man sich der sexuellen Begierden entledigen.»

«Das ist ein recht erhabener Zustand, den du da anstrebst», lachte Tesshū. «Die leibliche Begierde ist die Wurzel allen Seins. Wie willst du dich ihrer entledigen?»

«Indem ich mich von meiner Frau trenne und mich vollkommen von allen anderen Frauen fernhalte. Dann wird die Versuchung erst gar nicht entstehen.»

«Das ist ziemlich selbstsüchtig, oder? Was soll aus deiner Frau werden, die dir zwanzig Jahre lang treu zur Seite gestanden hat? So kann man sich der Begierde nicht entledigen – so kann man ihr höchstens ausweichen.»

«Was soll ich dann tun, um meine Begierden auszurotten?»

«Wirf dich in die Welt der sexuellen Leidenschaft, und erschöpfe ihre Möglichkeiten. Dann wirst du Befreiung finden. Liebe deine Frau mit aller Kraft, und suche die Erleuchtung mitten im Leben – hierin liegt die Bedeutung des Zen.»[77]

In seinem Buch *Taten des Zen* erzählt Mokurai, der langjährige Abt des Klosters Kennin-ji in Kyōto, verschiedene interessante Anekdoten über die Beziehung zwischen Sex und Buddhismus.[78] Mokurai verglich die Zen-Schulung mit dem Eindringen in einen Flaschenkürbis. Die Öffnung ist sehr eng, so daß die Übenden große Selbstbeherrschung praktizieren müssen, um sich hindurchzwängen zu können. So hob Mokurai als Beispiel Nantenbō hervor, der als Mönchsschüler gewaltige Erektionen hatte, wenn ihm während seiner Meditation schöne Frauen erschienen. Nantenbō verfluchte die Erektion und unterdrückte die verführerischen Phantasien durch reine Willenskraft.[79] Nantenbō selbst erzählte folgende Geschichte: «Einmal war ich auf einem Schiff unterwegs. In einem Hafen ließen meine Mitreisenden einen Schwarm Huren zu ihrer Unterhaltung an Bord kommen. Sie hatten auch für mich ein Mädchen besorgt, aber ich bezahlte sie und schickte sie fort. Es war sehr eng, und ich hatte keine andere Wahl, als mich mitten in diese Orgie zum Zazen niederzusetzen. Das war wirklich eine Prüfung!»[80]

Eine bekannte Geschichte handelt von zwei Novizen, die auf Wanderschaft an einen Fluß kamen und dort auf eine junge Frau stießen, die es wegen der starken Strömung nicht wagte, ihn zu durchqueren. Einer der Mönche sprach zu ihr: «Steige auf meinen Rücken, dann werde ich dich hinübertragen.» Das Mädchen raffte seinen Kimono und kletterte auf seine Schultern. Sicher setzte er es am anderen Ufer ab.

Die Mönche zogen ihres Weges, aber nach einer Weile schalt der andere Mönch den Hilfsbereiten: «Was hast du da gemacht? Du weißt, wie streng unser Meister ist und daß es uns nicht erlaubt ist, Frauen zu berühren!»

«Was ist los mit dir? Trägst du das Mädchen noch immer

mit dir herum? Ich habe es dort am Ufer zurückgelassen», gab der andere zurück.[81]

Mokurai berichtet auch von einem Liebesbrief, den der berühmte Abt Musō von einer der lieblichsten Geishas in Kyōto erhalten hatte:

Nur für eine Nacht
entsagt dem Gelübde der Keuschheit –
wird nicht ein trüber Fluß
wieder klar
durch die Strömung eines Wasserfalls?

Musō wies sie mit diesem Vers ab:

Mein Leben wird
in größerer Gefahr sein,
wenn ich diesen Tautropfen-Leib
in deine Hände fallen lasse –
ein kühler Wind schmerzt den Herbstklee.[82]

Hat man jedoch einmal den engen Hals überwunden, so öffnete sich der Flaschenkürbis weit, und es gibt viel Platz zum Umherstreifen.

Mokurai kannte einen Mönch mit Namen Tangai, der ein Kloster in Minō wiederaufbaute. Das Kloster hatte einem bestimmten Geishahaus, das von einem Gemeindemitglied geführt wurde, Geld geliehen. Als das Haus das Geld nicht zurückzahlen konnte, nahm Tangai statt dessen eine junge Geisha in Dienst und kaufte sie damit aus dem Freudenviertel frei. Tangai machte kein Hehl aus seinem Verhältnis, und das Mädchen begleitete den Abt überall hin – zur Haupthalle, ins Zendō, in die Räume des Abtes. Sie war eine ausgezeichnete Dienerin, und Tangai gewann sie lieb. Auch als die Schulden schon längst bezahlt waren, lebte sie weiter bei ihm.[83]

Ein anderer Freund von Mokurai – auch ein Abt – wurde von seinen Gemeindemitgliedern nach Kyōto geschickt, um dort eine neue Buddha-Statue für ihren Tempel zu kaufen. Der Abt fiel jedoch den Verlockungen der eleganten Hauptstadt zum Opfer und gab das ganze Geld im Shimbara-Freudenviertel aus. Er kehrte in seinen Tempel zurück und enthüllte die neue Statue – eine grelle Kyōtoer Kurtisanenpuppe. «Im Gegensatz zu einem toten Stück Holz oder Metall kennt diese Buddha-Figur die bittersüße Natur dieser fließenden Welt aus erster Hand», erklärte der Abt seinen Schäfchen. Sie stimmten ihm zu und bestellten ähnliche Puppen für ihre Hausaltäre.[84]

Mokurai sprach: «So viele Buddhisten glauben an die Notwendigkeit, sich ins Gebirge zurückzuziehen, um Zen wirklich praktizieren zu können. Das ist ein großer Irrtum. Man sollte in der Lage sein, Zen sogar in einem Bordell auszuüben. Diejenigen, die von der Lust gepeinigt werden, sollten den Fehler bei sich suchen, anstatt andere der Verführung zu beschuldigen. Ich habe viele Kurtisanen gekannt, die Zen besser verstanden als die meisten Klosterschüler.[85] Ich habe das selbst nicht gewußt, als ich noch jung war. Einmal wurde ich gebeten, einen Priester für einen Tempel auf dem Land zu empfehlen. Ich schlug einen Mönch vor, der für seine starke Abneigung gegen Frauen und seine streng vegetarische, asketische Lebensweise bekannt war. Zu meiner Überraschung waren die Dörfler über meine Wahl alles andere als erfreut. ‹Ein junger Mönch, der Frauen und gutes Essen und Trinken verabscheut? Mit dem stimmt doch etwas nicht!›»[86]

Ein lebloser Klumpen auf einem Stück Holz zu sein, entspricht nicht dem Zen-Ideal. Ein Laie, der einen bestimmten Zen-Priester sehr hoch schätzte, fürchtete, der Mönch könnte sich zu sehr verhärten und zu gleichgültig gegenüber irdischen Gefühlen werden. In Japan baden die Leute zusammen, und als der Laie und der Mönch eines Tages ins Badehaus gingen, packte der Laie den Mönch von hinten bei den Hoden.

«Au!» schrie der Mönch vor Schmerz.

«Gut», lächelte der Laie, «Du bist immer noch ein Mensch.»[87]

Mokurai beschreibt die Zen-Schulung folgendermaßen:

«Als Novize halte deine Hoden fest. Wenn du aber gereift bist, dann laß ihnen Bewegungsfreiheit wie ein Stier!»[88]

Vor nicht langer Zeit gab es in Kyōto einen Priester, der Bobo Rōshi, «Meister Fick», genannt wurde. Nachdem er zwanzig Jahre lang ein Musterschüler gewesen und auf keinen grünen Zweig gekommen war, beschloß er eines Tages, verwirrt und entmutigt, das Shimbara-Freudenviertel zu besuchen. Im Augenblick des ersten Orgasmus, den er seit Jahren gehabt hatte, brach Bobo zum Satori durch. Seine Erfahrung wurde als echt anerkannt, und er soll Shimbara auch danach noch ab und zu besucht haben, um seine Zen-Erfahrung zu vertiefen. Auf Bobo Rōshis Grab steht ein riesiger Steinphallus.[89]

Wir wollen dieses Kapitel mit einem sexuellen Kōan beschließen, an dem die Zen-Buddhisten sich seit Jahrhunderten schulen:

Eine alte Frau baute eine Klause für einen Mönch und versorgte ihn zwanzig Jahre lang. Um den Grad seiner Erleuchtung zu prüfen, schickte die Alte eines Tages ein junges Mädchen mit dem Auftrag in die Hütte, den Mönch zu verführen. Als das Mädchen den Mönch umarmte und fragte: «Wie gefällt dir das?» entgegnete er steif: «Ein welker Baum zwischen frostigen Felsen; keine Spur von Wärme, drei Winter lang.» Als die alte Frau diese Antwort hörte, jagte sie ihn davon und steckte die Einsiedelei mit einer Fackel in Brand.[90]

Warum?

5. Liebe, Ehe und Sexualmoral im Buddhismus

Zölibat oder Ehe? – das ist eine offene Frage im Buddhismus, es gibt keinen einheitlichen Verhaltenskodex. Im alten Tibet, das häufig als die buddhistische Kultur *par excellence* bezeichnet wird, war jede Form der Ehe (Monogamie, Polygamie, Polyandrie) gestattet. Die Paare, besonders tantrische Meister und ihre Gefährtinnen, konnten ohne Ehegelübde offen zusammenleben. Prostitution wurde toleriert, und das Zölibat bot eine akzeptierte Möglichkeit für diejenigen, die ganz auf den Ehestand zu verzichten wünschten.[1] In Tibet (wie auch im übrigen buddhistischen Asien) war die Ehe im Grunde eine weltliche Angelegenheit, und es gab keine Bestrebungen, bestimmte Ehegesetze für buddhistische Laien zu definieren.

In Tibet handelte es sich zum größten Teil um arrangierte Ehen. Monogamie herrschte hier offenbar vor, aber auch Polyandrie und Polygamie waren weit verbreitet. Außer beim Adel, wo die Erbfolge eine Rolle spielte, galt die Jungfräulichkeit der Braut im allgemeinen nicht als zwingend. (Es gibt sogar Belege dafür, daß in bestimmten Regionen Zentral- und Südostasiens buddhistische Priester die «heilige Pflicht» hatten, jungfräuliche Bräute zu deflorieren.)[2] Am häufigsten kamen polyandrische Verbindungen vor, in denen sich mehrere Brüder eine Frau teilten. Meist begaben diese sich abwechselnd auf Wallfahrten, Geschäftsreisen und so weiter, so daß immer nur ein Ehemann zu Hause war. Kam ein Kind auf die Welt, galt der älteste Bruder als der Vater, auch in Fällen, in denen er es eindeutig nicht war. In polygamen Ehen heiratete ein Mann gewöhnlich zwei oder drei Schwestern. Es gab auch polygyandrische Verbindungen, in denen zwei Schwestern gemeinsam zwei Brüder ehelichten oder Fälle, in denen sich Vater und Sohn eine Frau teilten.[3] Tibetische Ehen konnten sehr komplex sein. So wird etwa von einer Mutter berichtet, die die Schwägerin ihrer eigenen Tochter war.[4] Inzestuöse Beziehungen zwischen Brüdern und Schwestern waren zwar verboten, kamen aber gelegentlich vor. So wußte man beispielsweise von einem berühmten Lama, daß er einem Inzest zwischen einem Mönch und seiner Schwester entstammte.[5] Scheidungen waren erlaubt und für beide Seiten vergleichsweise einfach zu erlangen.

Anders als in den meisten asiatischen Ländern genossen die Tibeterinnen offenbar eine gewisse Gleichberechtigung. Einem japanischen Reisenden, der das alte Tibet besuchte, fiel auf, wie unabhängig die tibetischen Frauen zu sein schienen. Sie hatten ihre eigenen Einnahmequellen und Ersparnisse und konnten sich, wenn sie es wünschten, einen Liebhaber nehmen. Der an die gehorsamen Frauen seines Landes gewöhnte Japaner erinnert sich mit einigem Entsetzen an einen besonderen Vorfall. Eine tibetische Ehefrau überhäufte ihren Mann, der vor ihr kniete und für irgendeine Missetat um Vergebung flehte, in aller Öffentlichkeit mit Schmähungen.[6]

Kawaguchi berichtet auch, daß die gastfreundlichen Tibeter dem Reisenden oder unerwarteten Gästen ihre Frauen oder andere weibliche Angehörige des Haushaltes anboten, damit sie sich mit ihnen vergnügten.[7] Heinrich Harrer bestreitet dies allerdings. Er habe etwas derartiges auf seinen Reisen durch Tibet niemals erlebt. Einige Male sei er aufgefordert worden, sich der Reize einer jungen Dienerin zu erfreuen. Doch auch diese wollten umworben und gewonnen sein.[8]

Harrer hat hinsichtlich der sexuellen Gepflogenheiten in Tibet einige interessante Beobachtungen gemacht. Er begegnete Frauen, die gleichzeitig mit zwei oder drei Ehemännern zusammenlebten.[9] Eine Frau war mit drei Brüdern verheiratet. Sie schien völlig zufrieden zu sein, doch eines Tages übernachtete ein Reisender in ihrem Zelt, und sie verliebte sich in ihn. Ohne zu zögern, brannte das Paar nach Lhasa durch.[10] Harrer erwähnt eine tibetische Adlige, die «sich als erste Frau Tibets weigerte, die Brüder ihres Mannes zu heiraten, nur weil es die Sitte verlangte», und berichtet von ihrem Kreuzzug für die Menschenrechte.[11] Witwen und Witwer durften sich nach einer kurzen Trauerzeit wiederverheiraten.[12] Prostituierte gab es in Lhasa viele, und Geschlechtskrankheiten waren, wie Harrer schreibt, weit verbreitet.[13] Die sexuelle Freizügigkeit der Tibeter überraschte ihn. Alle seine männlichen Freunde, darunter hochrangige Äbte, rieten ihm ununterbrochen zu, sich zumindest eine Gefährtin zu wählen.[14] Homosexualität war in den Klöstern akzeptiert.[15] Einmal brachen ein Mönch und eine Nonne ihre Gelübde, und die Nonne wurde schwanger. Nach der Geburt des Kindes töteten sie es. Das schuldige Paar wurde entlarvt und für seine schweren Vergehen zu Peitschenhieben und Verbannung verurteilt. Während der öffentlichen Auspeitschung bat die Menge jedoch um Gnade für die Missetäter und bestach die Behörden, die darauf die Anzahl der Hiebe reduzierten. Einige Zuschauer überhäuften die beiden mit Geldgeschenken und Nahrungsmitteln, so daß sie unbesorgt ins Exil ziehen konnten.[16]

Die erst kürzlich erschienene Autobiographie einer tibetischen Adligen, die Zeit ihres Lebens eine glühende Buddhistin war, gewährt interessante Einblicke in die tibetischen Hochzeitsbräuche.[17] Als Tochter einer «Nonne» und eines einflußreichen Regierungsbeamten wurde diese Dame mit Sechzehn zunächst an einen Mann verheiratet, der schon zwei ihrer älteren Schwestern geehelicht hatte. Eigentlich wollte sie nicht heiraten, entschloß sich dann aber aufgrund familiärer Schwierigkeiten (ihr Vater war ermordet worden) doch dazu. Außerdem versprach ihr Mann, sie freizugeben, falls sie einen jüngeren und passenderen Mann fände.

Nachdem sie ihrem ersten Mann ein Kind geboren hatte,

wurde sie einem jungen Diplomaten zwecks Eheschließung vorgestellt. Als die Heirat beschlossene Sache war, brach sie die ehelichen Beziehungen zu ihrem ersten Mann ab, um bei der zweiten Hochzeitszeremonie nicht schwanger zu sein. (Es ist unklar, ob sie offiziell von ihrem ersten Mann geschieden wurde.) Das Kind blieb bei ihm. Ihre Zuneigung zu ihrem neuen Gatten entwickelte sich, und sie legte ein Treuegelübde ab, ohne das gleiche auch von ihm zu fordern. Doch auch er nahm keine weiteren Frauen hinzu, und das Paar führte eine monogame Ehe.

Am tibetischen Beispiel zeigt sich, daß die individuellen sexuellen Beziehungen nicht in direktem Zusammenhang mit der buddhistischen Praxis stehen. Den praktischen Seiten von Sexualität und Ehe standen die Tibeter sehr realistisch gegenüber. Die tibetischen Ärzte pflegten ihre Patienten sehr genau über ihr Sexualleben auszufragen, bevor sie eine Diagnose stellten. Ein aktives Sexualleben galt als wichtig für die Gesundheit und ein gutes Allgemeinbefinden. Häufig verschrieben sie auch den Beischlaf als Heilmittel für bestimmte Krankheiten.[18] Der Andrang von Samen etwa konnte zu Peniserkrankungen, Beulen, Fieber, Herzrasen, Gliederschmerzen, vergrößerten Hoden, Schwierigkeiten beim Harnlassen, Impotenz, Schwachsichtigkeit und zu einer Schwäche der inneren Organe führen![19] Eine tibetische medizinische Abhandlung empfiehlt die folgende Frequenz für den Geschlechtsverkehr: zwei- bis dreimal am Tag im Winter (die Spermienbildung steigert sich in dieser Jahreszeit), alle zwei Tage im Frühling und Herbst und einmal alle 15 Tage im Sommer.[20]

In der Biographie Yuthongs, einem Pionier der tibetischen Medizin, finden sich mehrere interessante Abschnitte, die sich mit Sexualität beschäftigen. Yuthong, seit fast achtzig Jahren im Zölibat lebend, hatte die Vision einer Dākinī, die ihm den Rat gab: «Ein guter Arzt kannst du nur werden, wenn du dir eine Frau nimmst.» Yuthong heiratete (natürlich!) ein schönes 16jähriges Mädchen und zeugte mit Neunzig einen Jungen (den er den «Fröhlichen» nannte) und mit Fünfundneunzig ein Mädchen.[21]

Yuthong hatte eine Nonne zur Patientin, die von sexuellen Begierden gequält wurde. Sie kam zu ihm, als der Rettich, den sie als Dildo benutzte, in ihr abgebrochen war. Yuthong lehrte sie, wie sie ihre erotischen Impulse umdirigieren konnte, aber es war zwecklos. Zum Schluß riet er ihr, einfach zu vergessen, daß sie Nonne war, und mit einem Mann ins Bett zu gehen. Sie hielt sich an sein Rezept und war völlig geheilt.[22]

Ein Asket kam zu Yuthong und klagte über große Müdigkeit, fleckige Haut, geschwollene Glieder, heftige Kopfschmerzen und Atemnot.

«Was ist nur los mit mir?» rief er verzweifelt.

«Da du kein Bier getrunken hast, bist du ausgezehrt und hast Wassersucht bekommen, weil du nicht in der Sonne warst, hat deine Haut Schaden bekommen, weil du kein Salz gegessen hast, sind deine Knochen brüchig geworden, und weil du auf Frauen verzichtet hast, ist dein Penis geschrumpft. Genehmige dir ordentlich Bier, Sonne, Salz und Frauen, und du wirst genesen.»[23]

Für die Dauer des alljährlichen Monlom-Fests in Lhasa gab es einen inoffiziellen Dispens für Mönche[24] und Nonnen. Viele von ihnen schwelgten im Bier und in der Liebe. Als ein Ausländer einmal einen Vater befragte, warum man in Tibet die Kinder so freigebig den Klöstern überließe, antwortete dieser mit einem Lächeln: «Wir geben nur die Söhne zurück, die die Mönche mit unseren Frauen gezeugt haben.»[25]

Wie im zweiten Kapitel berichtet, verunglimpft ein beachtlicher Teil der buddhistischen Literatur die Ehe als ein Los schlimmer als der Tod. In der Realität erkannten jedoch sogar die puritanischen Buddhisten den Wert der Ehe an. Als junger Mann in den Zwanzigern erhielt ein westlicher Buddhist von einem alten Chinesen folgenden weisen Rat:

> Ja, der Buddhismus fordert Keuschheit von den Anwärtern auf ein wahrhaft geistiges Leben – Mönche sowie strengen Laien. Dennoch kann dies mehr Schaden als Nutzen bringen. Die meisten jungen Männer, die ein sehr keusches Le-

ben führen, werden von sexuellen Phantasien und quälenden Sehnsüchten heimgesucht, die schlechter für sie sind als ein gelegentlicher Besuch im Blumenhaus. Noch besser ist eine Ehe ... Vollkommene Keuschheit ist gefährlich, wenn das Verlangen nicht völlig gemeistert werden kann. Der Buddhismus fordert keine Keuschheit mit aller Gewalt, denn diese ist der Weg zum Wahnsinn, sondern vielmehr eine allmähliche Beherrschung der Begierden ... Deshalb wünsche ich, daß du eine Ehe in Betracht ziehen würdest ... Nimm diese gutgemeinte Warnung von Buddhist zu Buddhist an – der Sieg über die Formen der Begierde ist wertlos ohne den Sieg über die Begierde selbst. Erzwungene Keuschheit ist ungenügend und dazu gefährlich. Du mußt darauf hinarbeiten, deine Begierden so zu beherrschen, daß sie keine Macht mehr haben, dich zu quälen. Wenn du kein angehender Bodhisattva bist, wirst du dazu so lange brauchen, daß es für dich viel, viel besser wäre, in der Zwischenzeit zu heiraten.[26]

Auch wenn die puritanischen Buddhisten ihr Bestes taten, Liebe und Ehe in den schrecklichsten Farben zu schildern, finden sich überall in der buddhistischen Überlieferung zarte Liebesgeschichten und Beispiele für glückliche Ehen. Als Ergänzung zu den schon berichteten möchte ich hier noch einige buddhistische Liebesgeschichten anführen:

Zu Buddhas Zeit lebte ein liebendes Paar, das man «Nakulas Eltern» nannte. Der Vater erklärte Buddha eines Tages, daß er, seit er seine Frau als kindliche Braut zu sich genommen hatte, niemals auch nur in Gedanken auf Abwege geraten war. «Mein einziger Wunsch ist es, für immer mit ihr vereint zu sein – in dieser Welt und in der nächsten.» Als Buddha eine ähnliche Äußerung von der Frau vernahm, verkündete er seinen Anhängern:

«Dieser Mann und diese Frau passen in der Tat gut zusammen – in ihrem Glauben, in ihrer Tugend, in ihrer Großmütigkeit, in ihrer Güte, in ihrer Weisheit. Ein vollkommenes Paar und ein wundervolles Beispiel für eheliche Glückseligkeit. Gewiß werden sie auf Ewigkeit zusammensein und großes Glück genießen.»[27]

Einer von Buddhas Jüngern war mit einer hingebungsvollen Gattin gesegnet, die ebenso gut und tugendhaft wie schön und bezaubernd war. Auf einer Reise wurde das Paar von Wegelagerern überfallen. Der Hauptmann drohte, den Mann zu töten und die Frau zu entführen. «Wenn du meinen Mann ein Haar krümmst, werde ich mich auf der Stelle töten», erklärte die Frau dem Banditen trotzig. Da sie erkannten, daß sie sich nicht durchsetzen konnten, ließen die Räuber die beiden ziehen.

Als Buddha von diesem Vorfall erfuhr, sprach er zu dem Gatten: «Du hast großes Glück, eine solche Frau zu haben. In einer früheren Inkarnation hat sie auch mein Leben gerettet. Ich war ein Elefantenkönig, und sie war meine Gefährtin. Ich war entschlossen, einen Riesenkrebs zu vernichten, der unsere Herde in Angst und Schrecken versetzte, aber es gelang ihm, eine seiner Scheren in mein Bein zu schlagen. Alle anderen Elefanten flohen voller Panik, und der Krebs schleppte mich auf den Fluß zu. ‹Verlaß mich nicht›, rief ich meiner Gefährtin zu. ‹Ich werde dich nie verlassen, edler Gatte, den ich all die Jahre verehrt habe›, versicherte sie mir. Mit einer List veranlaßte sie sodann den Krebs, seinen Zangengriff ein wenig zu lockern, und ich konnte das Monster zerschmettern.»

«Mit einer solchen Gemahlin an deiner Seite sind dir ewige Glückseligkeit und gemeinsame Erleuchtung gewiß», schloß der Buddha.[28]

Auch Sujātā war ein liebendes Weib – «...zart und lieblich, schön wie eine göttliche Nymphe, anmutig wie eine Blumenranke und hinreißend wie eine Sylphide». Sie und ihr Gatte «lebten in Freude, Einigkeit und Harmonie zusammen». Ein bösartiger König verleumdete den Mann, um Sujātā an sich zu bringen. Glücklicherweise erhörten die Götter das Flehen der unglücklichen Gattin und retteten die beiden. Auch im Buddhismus siegt die wahre Liebe.[29]

Folgende Geschichte erzählt von einem Ehepaar, das gemeinsam der Welt entsagte: Als der Gemahl (Buddha in einer seiner früheren Inkarnationen) der Welt den Rücken kehrte, um Asket zu werden, bestand seine schöne Frau darauf, es ihm gleichzutun. Er versuchte alles, um sie davon abzubringen. «Du hast mir deine Liebe und Hingabe bereits bewiesen. Zudem ist das Leben eines heimatlosen Asketen außerordentlich mühsam, und derjenige, der auf diesem Pfad wandelt, sollte sich vom anderen Geschlecht fernhalten», sprach er zu ihr. Sie entgegnete, daß sie ohne ihn nicht leben könne. Also lenkte er ein, und sie zogen sich gemeinsam in die Wälder zurück.

Eines Tages meditierten sie gemeinsam in einem lieblichen Hain.

> Es war zu Anfang des Frühjahrs, wenn die Natur am lebhaftesten ist. Überall reckten sich junge Schößlinge der Sonne entgegen, berauschte Bienen summten verträumt, und der geputzte Kuckuck ließ voller Freude seinen Gesang ertönen. Mit sanften Brisen schwebte der Duft von tausend Blüten. Wie auf dem Spielplatz des Liebesgottes war alles erfüllt von Licht und Süße.

Der dortige König, der sich auf einem Waldausflug befand, traf zufällig auf das asketische Paar und verliebte sich – kein Wunder bei dieser Umgebung – unsterblich in die Frau. Er ließ sie gefangennehmen, doch das unerschütterliche Verhalten ihres Mannes und eine scharfsinnige Abhandlung über die gräßlichen Folgen mangelnder Selbstbeherrschung retteten die Situation. Die Asketin wurde freigelassen, und alle lebten wieder glücklich und in Frieden.[30]

Ein König geriet eines Tages mit seiner Königin Jasminbraut in Streit, und sie schliefen in dieser Nacht getrennt. Als Buddha davon erfuhr, erzählte er diese erbauliche Geschichte über eine ewige Liebe:

«Vor langer, langer Zeit ward ihr, du und die Königin, Wassergeister. Eines Tages gewahrte ich, wie ihr beide euch am Flußufer umarmtet und leidenschaftlich küßtet. Plötzlich bracht ihr beide zu meiner Überraschung in Tränen und herzzerreißendes Jammern aus. Als ich nach dem Grund fragte, schluchzte die Wassernixe: ‹Wir verbrachten eine Nacht getrennt, ohne Liebe, voller Zorn und Bitterkeit. Am nächsten Morgen versöhnten wir uns, aber die Qual jener Nacht der Trennung bereitet uns noch große Schmerzen, und auch jetzt nach siebenhundert Jahren sucht uns die Erinnerung an jedem Tage heim. Werden zwei Herzen auseinandergerissen, so scheint dies eine Ewigkeit.›»

Als das entzweite Königspaar dies hörte, schwand ihr Groll augenblicklich, und sie waren für den Rest ihres Lebens ein Herz und eine Seele.[31]

Die Gemahlin des Großkönigs von Indien konnte keinen Erben gebären. Seine Untertanen fürchteten, daß das Reich ohne Thronfolger untergehen würde. Also sollte der König ein Kind adoptieren. «Entsendet eine Schar von Frauen und erhebt es zur Pflicht für die Männer in Eurem Reich, diesen beizuliegen. Gewiß wird zumindest eine der Frauen ein Kind empfangen.»

Doch nichts geschah. Auch eine zweite und dritte Gruppe von Ersatzmüttern zeitigte keinen Erfolg. Schließlich wurde beschlossen, die Königin selbst darzubieten. An dem Tag, als man diese unvergleichliche Schönheit den Händen der Menge preisgab, bildete sich eine lange Schlange. Der Gott Sakka, entschlossen, dem guten König und seiner Frau ihren Wunsch zu erfüllen, verkleidete sich als geiler Alter und sicherte sich mit Hilfe von Zauberkraft den Platz an der Spitze der Schlange.

«Was willst denn du hier, du alter Trottel?» höhnten die anderen.

«Ich bin vielleicht schon alt, aber dennoch gelüstet es mich noch nach der Liebe, und ich will meinen Spaß mit der Königin haben», sagte Sakka in der Rolle des Wüstlings. Von den Kräften des Gottes wie elektrisiert ging die Königin zu jedermanns Erstaunen und zur großen Bestürzung des Königs mit ihm.

Nachdem er ihr durch «den Schauder seiner göttlichen Berührung» das Bewußtsein geraubt hatte, geleitete Sakka die Königin in den Himmel der Dreiunddreißig. Die Königin erwachte, und Sakka teilte ihr seine Absicht mit, ihr nicht nur einen, sondern zwei Söhne zu gewähren. «Der eine wird weise, jedoch häßlich sein. Der andere hingegen schön, aber ein Dummkopf. Welchen möchtest du zuerst zur Welt bringen?»

«Den Weisen», antwortete die Königin.

«Gut», sprach Sakka. Darauf brachte er sie in das königliche Schlafgemach zurück. (Es bedurfte vieler Beweise, um den König zu überzeugen, daß seine Frau wirklich im Himmel gewesen war und nicht einfach nur irgendwo mit dem Alten gehurt hatte.) Wie versprochen empfing sie einen Sohn. Sie nannten ihn Kusa. Etwa ein Jahr später kam der zweite Sohn zur Welt und erhielt den Namen Jayampati.

Als Kusa sechzehn war, übergab ihm der Vater den Thron. Außerdem hielt er die Zeit für gekommen, daß der junge Mann sich eine Königin erwähle. Zuerst weigerte sich Kusa und sagte, er habe die Absicht, Mönch zu werden. Abgesehen davon würde ihn wegen seiner Häßlichkeit sowieso keine Frau heiraten wollen. Als seine Eltern unerbittlich blieben, schmiedete Kusa folgenden Plan, um einer Heirat zu entgehen: Er ließ die goldene Statue einer himmlischen Nymphe anfertigen. Im Vertrauen darauf, daß auf dieser Welt kein solches Wesen existierte, sprach er zu seiner Mutter: «Findet ein Mädchen, das so lieblich wie dieses ist, und ich werde sie zu meiner Königin machen.»

Nach langer Suche entdeckten die Boten der Königinmutter ein Mädchen, schöner als ein Engel. Diese strahlende Prinzessin mit Namen Pabhāvatī wurde in den Palast gebracht. Als die Königinmutter Pabhāvatī sah, erkannte sie sofort: «Sie ist wirklich wunderschön, und sie wird keine Minute mit unserem häßlichen Sohn verbringen wollen. Ich muß zu einer List greifen.»

«In unserem Königreich», erklärte die Königinmutter der Prinzessin und ihrem Vater, «herrscht ein bestimmter Brauch.

Eine Ehefrau darf ihren Mann so lange nicht bei Tageslicht sehen, bis sie empfangen hat.» Pabhāvatī und ihr Vater willigten in diese Bedingung ein, und spät in jener Nacht wurden die beiden getraut.

Das Paar konnte während der Dunkelheit beieinander sein. Nur am Tage durften sie sich nicht sehen. Kusa sehnte sich nach einem Blick auf seine liebliche Königin bei Licht. Daher hieß ihn die Königinmutter sich als Diener zu verkleiden, damit er ab und zu einen Blick auf Pabhāvatī erhaschen konnte. Unglücklicherweise vermochte sich Kusa nicht zu beherrschen, als er sie sah, und versuchte ständig ihre Aufmerksamkeit auf sich zu lenken. Dadurch wurde er zum Ärgernis. Als Pabhāvatī ihren Mann bei Tageslicht zu sehen verlangte, zeigte ihr die Königinmutter Kusas schönen Bruder Jayampati, außer Reichweite an der Spitze einer Prozession.

Diese Scharade konnte nicht ewig weitergehen, und schließlich kam die Wahrheit an den Tag. Pabhāvatī fiel beim Anblick von Kusas mißgestalteten Zügen in Ohnmacht und floh in das Reich ihres Vaters. Kusa war verzweifelt. Entschlossen, seine Königin unter allen Umständen zurückzugewinnen, eilte er ihr nach. Im Reich von Pabhāvatīs Vater verkleidete Kusa sich und nahm eine Stellung als Koch im Palast an. So konnte er Pabhāvatī sehen.

Verblüfft forderte sie ihn auf, sich sofort zu entfernen. «Ich kann deinen Anblick nicht ertragen!» rief sie aus.

Kusa flehte sie an, zu ihm zurückzukehren. «Ich liebe dich und nur dich. Ohne dich, meine Königin, ist mein Thron wertlos.» Kusa täuschte, in der Hoffnung, Pabhāvatī eine freundlichere Reaktion zu entlocken, eine Ohnmacht vor. Sie kniete auch kurz an seiner Seite nieder, beschimpfte ihn aber und floh, als sie merkte, daß er sich nur verstellte.

Kusa blieb Pabhāvatī weiterhin verfallen, aber sie zeigte sich hartherzig. Einmal bemerkte eine von Pabhāvatīs Dienerinnen beißend und voller Empörung über die Verachtung, mit der die Königin Kusa überschüttete: «Schönheit reicht nicht unter die Haut. Kusa mag keinen lieblichen Anblick bieten, doch bedenke seine anderen Vorzüge – er ist reich, mächtig, ein Meister von hundert Künsten und ein großer Krieger.» Pabhāvatī blieb nichtsdestoweniger völlig ungerührt, und nach sieben fruchtlosen Monaten wollte Kusa seinen Kampf um ihr Herz schon aufgeben.

Als die anderen Fürsten erfuhren, daß Pabhāvatī den mächtigsten König von Indien verschmäht hatte, eilten sie zum Palast, um um ihre Hand anzuhalten. Ein Streit brach unter ihnen aus, und sie drohten damit, den Palast zu erstürmen. Derjenige, der zuerst bei Pabhāvatī war, sollte sie haben. Um sein Reich zu retten, schlug der König vor, seine Tochter zu opfern und ihren Leib in sieben Stücke teilen zu lassen, für jeden der kämpfenden Fürsten eines. «Wäre doch nur König Kusa hier, um seine Gemahlin zu beschützen!» rief ihre Mutter voller Verzweiflung aus.

Pabhāvatī erklärte ihren Eltern, daß Kusa sich tatsächlich im Palast befand. Er habe als Koch gearbeitet und versucht, ihre Liebe zu erringen. Nach einer langen Reihe von Entschuldigungen – darunter eine Szene, während der sich Pabhāvatī um Vergebung flehend im Schlamm wälzt, den Kusa extra für diese Gelegenheit parat hält – nimmt er seine Stellung als Pabhāvatīs König wieder ein und zerschmettert die Eindringlinge. Diese buddhistische Version von «Die Schöne und das Biest» endet mit den Worten: «Kusa und Pabhāvatī lebten von nun an stets in Eintracht und Liebe als Mann und Frau.»[32]

Es existiert auch ein buddhistisches Märchen, das an den «Froschkönig» erinnert. Der Prinz ist hier eine Prinzessin, die so scheußlich ist, daß ihr Vater sie verstecken muß. Ein ehemaliger, ins Unglück geratener Adliger, der nun sein Dasein als Bettler fristen muß, ist als einziger bereit, sie zu heiraten. «Auch wenn Ihr mir eine Hündin aus Eurem Zwinger anbötet, würde ich sie zur Frau nehmen.» Nach der Hochzeit begann das Mädchen über Buddhas Herrlichkeit zu meditieren, dabei konzentrierte es sich jedesmal auf eine andere Eigenschaft des Meisters. Während es sich nun jeden Teil von Buddhas Körper vergegenwärtigte, nahm seine Gestalt ähnliche Formen an. Schließlich entwickelte es sich zu einer außergewöhnlichen Schönheit. Darauf wurden die Frau und ihr Mann sehr glücklich, und wenn sie nicht gestorben sind, leben sie noch heute.[33]

Es herrscht im Osten der weitverbreitete Glaube, daß Paare, die einander sehr lieben, auch in ihren früheren Leben Gefährten waren. Dies galt besonders für Gotama und Yashodharā, die in den verschiedensten Inkarnationen als Menschen wie auch als Tiere bereits ein Paar gewesen sein sollen.[34] In Japan war die Idee der über die einzelne Inkarnation hinausgehenden Vereinigung besonders mächtig. Zu einem beliebten japanischen Volkslied gehört dieser Vers:

Die Liebe steht jenseits aller Vernunft.
Geknüpft sind unsere Liebesbande in einem früheren Leben.

Japanerinnen wurden nach dem Tod ihrer Männer oder Liebhaber häufig Nonnen und schworen, bis zum Wiedersehen mit dem Geliebten in der nächsten Welt keusch zu bleiben.

In einer Geschichte aus dem buddhistischen Korea gewann ein junges Freudenmädchen die Liebe eines älteren Herrn, der ganz vernarrt in es war. Er mußte eine Reise in Amtsgeschäften unternehmen, versprach aber, es bei seiner Rückkehr zu seiner zweiten Frau zu machen. Als er nicht wiederkam, machte sich das Mädchen auf die Suche nach ihm. Eines Nachts geriet es im Gebirge in einen Schneesturm. Es rettete sich in eine nur scheinbar unbewohnte Hütte und schlief erschöpft ein. In der Nacht entbrannte der Eigentümer der Klause, ein junger Mönch, in Leidenschaft und vergewaltigte es.

Der Mönch hatte bis zu diesem Zeitpunkt stets seine Gelübde eingehalten und bereute seine Tat am nächsten Morgen tief. Die beiden wurden den ganzen Winter über eingeschneit und beschlossen, um aus ihrer schlimmen Lage das Beste zu machen, einträchtig zu leben. Nach einer Weile wurden sie vertrauter miteinander, und der Mönch sprach zu dem Mädchen: «Das Karma hat uns hier zusammengeführt. Warum sollten wir nicht zusammen alt werden und ein friedliches und glückliches Leben teilen?» Das Mädchen war einverstanden. Sie heirateten und bekamen viele Kinder und Enkel.[35]

Eine andere Geschichte könnte den Titel «Die dicke Frau, die würdevoll zu scheißen vermochte» tragen. Nach einem Besuch Buddhas und einiger seiner Mönche bei einem gewissen König, fragten ihn die Mönche, warum der König eine so fette Frau zu seiner Königin gemacht habe. «Vor langer, langer Zeit», antwortete Buddha, «kam eine stämmige Bauersfrau am Palast des Königs vorbei. Sie verspürte ein natürliches Bedürfnis und entleerte sich am Straßenrand. Zufällig schaute der König gerade aus dem Fenster und war von der Würde und Anmut, mit der die Frau sich verhielt, beeindruckt. ‹Wenn sie sich so benimmt, selbst wenn sie allein ist, muß sie eine gute, anständige Frau sein›, dachte er bei sich. Er machte sie zur Königin, und sie bewährte sich als ausgezeichnete Ehefrau und Mutter. Sie gebar einen Sohn, der schließlich ein Weltherrscher wurde. In diesem Leben sind der König und seine dicke Königin wieder vereint worden.»[36]

Als nächstes stellt sich die Frage nach der sexuellen Ethik im Buddhismus. In der buddhistischen Welt gilt im allgemeinen eine Reihe von Regeln, die bis zu einem gewissen Grade den Zehn Geboten der Bibel vergleichbar sind. Eine dieser Regeln lautet: «Enthalte dich sexueller Verfehlungen.»[37] Im puritanischen Buddhismus wird dieser Grundsatz in bezug auf Mönche und Nonnen sehr streng ausgelegt: Keinerlei sexuelle Betätigung, gleichgültig welcher Art und aus welchem Grund.

Buddhisten, die nicht im Kloster lebten, bekannten sich ebenfalls zur Keuschheit. Im Laienbereich war damit vermutlich die Enthaltsamkeit noch lediger Männer und Frauen gemeint. In der Praxis pflegten die Eltern ihre Kinder jedoch so früh zu verheiraten, daß sich die Problematik des «vorehelichen Geschlechtsverkehrs» kaum stellte. Da die Ehe oder andere sexuelle Beziehungen mit mehr als einer Person in einigen buddhistischen Kulturen zur Wahl stand, bedeutete Keuschheit bei erwachsenen Männern in der Hauptsache einen Verzicht auf den Beischlaf mit folgenden Frauen: Minderjährigen, engen Verwandten, Mädchen, die unter der Obhut ihrer Eltern standen, bereits verlobte Mädchen, verheiratete Frauen, Ehebrecherinnen, Verbrecherinnen und natürlich Nonnen.[38]

Ein ähnliches ungeschriebenes Gesetz herrschte für Frauen. Interessanterweise heißt es im Buddhismus, daß Kurtisanen alle diese Gebote treu befolgen – eine von ihnen wurde sogar, wie wir im dritten Kapitel erfahren haben, zur Heldin eines Sūtra. Da sie eine akzeptierte Tätigkeit ausübten, galt ihr berufliches Verhalten offenbar nicht als sexuelle Verfehlung. Eine buddhistische Kurtisane wird sogar als «für den Kunden stets ihr Geld wert» gepriesen.[39] Obwohl es abergläubische oder kulturell bedingte Gründe für den Verzicht auf ein bestimmtes Sexualverhalten in einigen buddhistischen Gemeinschaften gegeben haben mag, existieren keine offiziellen Verbote in bezug auf den Geschlechtsakt zwischen heterosexuellen Paaren, wenn beide einverstanden sind und keiner klösterlichen Gemeinschaft angehören. (Das gleiche gilt für den Verkehr zwischen Menschen und willigen Tieren.[40]) Der Buddhismus kennt allerdings eine besondere Hölle, die Ehebrechern, Vergewaltigern, Päderasten und anderen Sexualverbrechern vorbehalten ist.[41]

Im Gegensatz zu den anderen Weltreligionen, die ausgeprägte Ehevorschriften haben, hat der Buddhismus zu diesem Thema sehr wenig zu sagen. Ehe (und Scheidung) gelten eher als säkulare Angelegenheit. Dies steht im Einklang mit den ältesten Traditionen. Die Anwesenheit Buddhas bei Hochzeiten wird zwar erwähnt, doch tritt er immer nur als Gast in Erscheinung, niemals als Priester, der die Verbindung sanktioniert.[42] In einigen Gebieten segnet der buddhistische Priester vielleicht die Jungvermählten, aber andernorts – in Tibet zum Beispiel – bringt schon die Anwesenheit eines Priesters bei der Hochzeit Unglück.[43] Im alten Japan zogen es die meisten buddhistischen Paare vor, ihre Ehegelübde im Shintō-Schrein abzulegen [ein Brauch, der sich bis heute erhalten hat; Anm. d. Übers.].

Einige Texte beschreiben die Eigenschaften verschiedener Arten von Ehefrauen: mordlüstern, betrügerisch, herrschsüchtig, mütterlich, schwesterlich, freundlich und – am geschätztesten – unterwürfig. Bei den ersten drei Arten handelt es sich um schlechte Frauen, die zum Verderben verurteilt sind. Die anderen vier sind ein guter Griff.[44] Eine Gattin bringt fünf Kräfte mit in die Ehe: (sexuelle) Attraktivität, Wohlstand, Tugend, Energie und die Fähigkeit, Kinder zu gebären. Die Kraft der männlichen Autorität ist diesen jedoch übergeordnet. (Daher die fünf Leiden der Frau: Sie muß ihr Zuhause im zarten Alter verlassen, Menstruation, Schwangerschaft und Geburt erdulden und ihrem Manne dienen.)[45]

Häufig wird auch zur Monogamie geraten. Einer Schrift zufolge ist es die Haupttugend des buddhistischen Mannes, «sich mit einer Frau zu begnügen» (unter der Voraussetzung, daß er sich nicht ihrem Willen unterwirft).[46]

Eines Tages suchte ein Vater den Rat Buddhas. «Ich habe vier Töchter mit vier Bewerbern. Sie haben mich gebeten, die Paare zusammenzustellen. Einer der Freier ist ein vornehmer älterer Herr, einer ist sehr gutaussehend, einer tugendhaft und einer von edler Abkunft. Was soll ich tun?»

«Gib alle vier dem tugendhaften Freier», wies ihn Buddha an. «Ein tugendsamer Mann ist stets der beste Ehegatte und wird deine Töchter glücklich machen.»[47]

Ein anderer kurzer Text skizziert die Pflichten eines vorbildlichen buddhistischen Paares. Der Gatte sollte seine Gemahlin mit Höflichkeit und Hochachtung behandeln, ihr die Treue halten, seine Autorität mit ihr teilen und ihr all die Dinge bieten, die das Herz einer Frau erfreuen.[48] Die Gattin ihrerseits sollte am Morgen als erste aufstehen und sich am Abend als letzte zur Ruhe begeben. Sie sollte reizend und sanftmütig sein, eine unermüdliche Hausfrau, eine sparsame Verwalterin des Haushaltsgeldes und eine charmante Gastgeberin.[49] Diese traditionelle, patriarchalische Sicht der Ehe findet sich auf der ganzen Welt und ist natürlich kein wesentlicher Teil des Buddhismus.

Scheidungen werden in der buddhistischen Literatur selten erwähnt. Ein Zeitgenosse Buddhas entschloß sich zum Zölibat und sagte sich von seinen vier Frauen los. Als er sie fragte, wie sie nun zu leben wünschten, bat die eine: «Gib mich dem Herrn Soundso!» Der Mann wurde herbeigerufen, und der erste Gatte vollzog eine einfache Zeremonie, um das neue Paar zusammenzugeben.[50] Eine junge Frau zum Beispiel verließ ihren Mann, der ein Schürzenjäger war, um Nonne zu werden. Obgleich er sie völlig ignoriert hatte, als sie verheiratet gewesen waren, wurde ihm eines Tages bewußt, was er verloren hatte, und er wollte, daß sie zu ihm zurückkam. «Es tut mir leid», sagte sie. «So wie ich jetzt lebe, fühle ich mich vollkommen glücklich.»[51] In Japan gab es den buddhistischen Tempel Tokei-ji, in dem mißhandelte Frauen vor ihren brutalen Ehemännern Zuflucht suchen konnten. Den Frauen wurde drei Jahre Schutz gewährt, während derer sie als Laienbekennerinnen dienten. Danach konnten sie eine gesetzliche Scheidung erlangen.

Eine verheiratete Frau gestand, in Gedanken Ehebruch begangen zu haben – sie hatte ein lüsternes Auge auf einen in einer Prozession vorbeiziehenden König geworfen –, doch als sie dies ihren buddhistischen Geistlichen beichtete, versicherten diese ihr, daß Phantasien keine Sünde seien. (Dennoch hatte sie das Gefühl, ihre Tugend befleckt zu haben.)[52]

Bevor wir uns den Fragen der Verhütungsmittel und der Abtreibung widmen, müssen wir uns mit der buddhistischen Embryologie und der Vorstellung, daß jedes Kind ein potentieller Buddha ist, befassen.[53]

Im Idealfall befinden sich Mutter und Vater im Augenblick der Empfängnis in glückseliger Verzückung, und ihre Verschmelzung schafft eine psychophysisches Mandala. Stimmen die Voraussetzungen, wird der weiße Tropfen des Vaters (Sperma) sich mit dem roten Tropfen der Mutter (Ovum) vereinigen. Aus dieser Essenz der Vereinigung wird später das Herz des Kindes erwachsen. Aus dem weißen Tropfen entwickelt der Fötus Sperma, Knochen und Knochenmark, aus dem roten Tropfen entstehen die inneren Organe, das Fleisch, das Blut und die Haut. Ein Fötus trägt männliche und weibliche Elemente in sich (eine Vorstellung, die die moderne Wissenschaft bestätigt hat),[54] und das Geschlecht bleibt bis zur 11. oder 12. Woche unbestimmt. Der Fötus fühlt sich zu einem Elternteil hingezogen. Stößt ihn die Mutter ab, aber der Vater zieht ihn an, wird es ein Mädchen; tritt das Gegenteil ein, so wird es ein Junge. In der 28. Woche ist der Fötus vollendet; ab der 36. Woche beginnt er eine starke Abneigung gegen die Finsternis und Schleimigkeit des Mutterleibes zu entwickeln und drängt nach draußen. Dieses Gefühl verstärkt sich bis zur 38. Woche. Dann wird das Kind geboren.[55]

Da Geburtenkontrolle als ein Versuch ausgelegt werden kann, das Wirken des Karma zu beeinflussen, neigte der Buddhismus zu einer Ablehnung der Empfängnisverhütung. In der Praxis war jedoch die Notwendigkeit der Geburtenkontrolle stillschweigend anerkannt, und Empfängnisverhütung wurde auf verschiedene Arten praktiziert – Enthaltsamkeit (die Zyklusmethode), *Coitus interruptus* und seit Buddhas Zeit auch empfängnisverhütende Medikamente.[56]

Abtreibungen galten jedoch als ein Greuel. Sie stellten nicht nur einen Verstoß gegen das Tötungsverbot dar, sondern bedeuteten auch die Vernichtung eines potentiellen Buddhas und waren ein Verbrechen gegen den Erhalt der menschlichen Rasse.[57] Mildernde Umstände wie Vergewaltigung oder Inzucht ließ man wohl gelten, dennoch war die buddhistische Haltung zur Abtreibung eindeutig und ist erst in moderner Zeit in Frage gestellt worden.

Ebenso kontrovers, gestern wie heute, stellt sich die Problematik und das Wesen von Homosexualität dar, vielleicht der einzige Geschlechtsakt, den sowohl die puritanischen als auch die tantrischen Buddhisten verurteilen.[58] Obgleich sie offiziell verboten war, blühte die Homosexualität in den buddhistischen Klöstern in allen Jahrhunderten. In China bedeutet das Zeichen für Hämorrhoiden eigentlich «Tempelkrankheit». Die Liebe unter Männern soll es in Japan nicht gegeben haben, bis sie im 9. Jahrhundert von buddhistischen Mönchen eingeführt wurde.[59] In den Klöstern der Gelbmützen in Tibet herrschte Homosexualität vor und galt als Tugend, da sie eine völlige Loslösung von der Anziehungskraft der Frauen bei den betreffenden Mönchen belegte.[60] In den koreanischen Klöstern muß ein junger Novize selbst heute noch zu jeder Zeit «seinen Hintern hüten».[61] Ob das Vorhandensein von Homosexualität zu ihrer Akzeptanz als eine Möglichkeit sexueller Orientierung im Buddhismus führt, ist eine weitere heikle Frage. Die komplexen Bereiche Abtreibung und Homosexualität im Buddhismus verlangen zu ihrer Behandlung ein breiteres Forum, und eine detailliertere Bewertung muß bei anderer Gelegenheit geleistet werden.

Die buddhistische Sexualmoral ist sowohl situationsbezogen als auch absolut. Jede sexuelle Begegnung ist einmalig und in ein Netz aus interagierenden Faktoren eingebunden. Die Motive, nicht der Akt selbst, müssen ethisch sein. In scharfem Gegensatz zum Judentum, Christentum und zum Islam, wo die geschlechtlichen Beziehungen in allen Einzelheiten geregelt sind, konzentrierten sich die buddhistischen Moralisten auf das Wesentliche. Jiun, ein Meister sowohl des Shingon- als auch des Zen-Buddhismus, war für seine strenge Einhaltung der Regeln bekannt. Dennoch ist sein Kommentar zum Gebot über die «sexuellen Verfehlungen» kein prüdes Herumreiten auf dem, was Menschen, wenn sie sich lieben, dürfen oder nicht dürfen:

> Suche die Befreiung im Reich des Samsāra. Wie der Zen-Meister Rinzai [Lin-chi] sagt: «Halte dich an das Heilige und meide das Profane, dann wirst du auf immer im Ozean von Leben und Tod versinken.» Männliche und weibliche Elemente existieren, also müssen ihnen auch Tugenden innewohnen. Da es Männer und Frauen gibt, existiert auch die Leidenschaft. Es ist töricht zu behaupten, daß Leidenschaft «nichts» sei. Sie ist ein nützliches Werkzeug auf dem Weg zur Erleuchtung. Erkenne dies, und all dein Tun wird ma-

> kellos sein. Männer und Frauen gehören zusammen; gemeinsam können sie auf dem Pfad der Wahrheit wandeln. Nichts anderes bedeutet das Gebot «enthalte dich sexueller Verfehlungen.»[62]

Wenn der Geschlechtsakt selbstlos und mitfühlend vollzogen wird, die Partner bereichert und adelt, das Verständnis des Buddhismus vertieft, Integration und geistige Unabhängigkeit fördert und im besonderen Maße vorteilhaft für *alle* Beteiligten ist, so ist er «gut». Ist er aber im Gegensatz dazu der Ausbruch animalischer Begierde, nur auf physisches Vergnügen aus und entspringt dem Verlangen zu besitzen, zu beherrschen oder zu demütigen, so ist er «schlecht».

Der eine absolute Anspruch besteht darin, niemanden auf irgendeine Weise zu verletzen oder zu betrügen. «In gewissen Fällen muß ein Bodhisattva vielleicht Leben vernichten, nehmen, was nicht gegeben wurde, sexuelle Verfehlungen begehen und berauschende Getränke zu sich nehmen, aber ein Bodhisattva darf niemals lügen oder andere betrügen, denn dies verstößt gegen die Wirklichkeit der Dinge.»[63] Wann immer ein sexueller Skandal in einer buddhistischen Gemeinschaft entsteht – und davon hat es im Laufe der Jahrhunderte viele gegeben –, liegt die primäre Ursache des Problems in einem Betrug: Betrug an Schülern, an der Familie und an Freunden, Betrug an der Gemeinschaft oder an sich selbst.

Hinsichtlich ihrer Ethik von Sexualität, Liebe und Ehe haben sich gute Buddhisten stets auf einen moralischen Grundsatz berufen: «Bist du reinen Herzens, so wird deine ganze Welt rein sein.» Unter dieser Voraussetzung vermag uns sogar die Lust zur Erleuchtung führen.

Anmerkungen

Die bibliographischen Angaben zu den in den Anmerkungen angeführten Werken finden sich in der Bibliographie S. 203–210.

1. Das Liebesleben des Buddha

1 Folgende Quellen wurden in diesem Kapitel verwendet:
Pāli-Schriften: I. B. Horner: *The Collection of Middle Length Sayings*; C.A.F. Rhys Davids/F.L. Woodward: *The Book of Kindred Sayings*; T.W. Rhys Davids/C.A.F. Rhys Davids: *Dialogues of the Buddha*; F.W. Woodward/E.M. Hare: *The Book of Gradual Sayings*; *Book of the Discipline*; T.W. Rhys Davids/H. Oldenberg: *Vinaya Texts*; E.W. Burlingame: *Buddhist Legends*.

Klassische Buddha-Biographien: G. Bays: *The Voice of the Buddha: Lalitavistara Sūtrā*; S. Beal: *Fo-Sho-Hing-Tsan-King: A Life of Buddha*; S. Beal: *The Romantic Legend of Sākya Buddha*; E.H. Johnston: *The Buddhacarita or Acts of the Buddha*; J.J. Jones: *The Mahā*vastu; N. Poppe: *The Twelve Deeds of Buddha*; W.W. Rockwell: *The Life of Buddha*.

Bild-Biographien: J. Auboyer u.a.: *Buddha: A Pictorial History of His Life and Legacy*; N.J. Krom: *The Life of Buddha on the Stupa of Barabudur*.

Neuere Biographien: A. Coomaraswamy: *Buddha and the Gospel of Buddhism*; A. Foucher: *The Life of Buddha*; P. Herbert: *The Life of Buddha*; D.J. Kalupahana/I. Kalupahana: *The Way of Siddartha: A Life of Buddha*; A. Lillie: *The Life of Buddha*; H. Nakamura: *Gotama Buddha*; E.J. Thomas: *The Life of Buddha as Legend and History*. Der Roman von W.E. Barrett: *Lady of the Lotus: The Untold Love Story of The Buddha and His Wife*, beschäftigt sich ebenfalls mit dem Thema.

2 Vgl. z.B. Bays: *Voice of the Buddha*, Bd. 1, S. 44; Beal: *Romantic Legend*, S. 32, sowie Thomas: *Life of Buddha*, S. 29.

3 Bays, a.a.O., Bd. 1, S. 44 f., und Jones: *Mahāvastu*, Bd. 2, S. 7 ff.

4 Das *Mahāvastu* erläutert, daß Buddha sich mit Absicht im Bauch einer Frau inkarniert, die nur noch zehn Monate und sieben Tage zu leben hat, da es unschicklich für sie wäre, sich «Liebesfreuden hinzugeben, nachdem sie den Unvergleichlichen geboren hatte» (Bd. 2, S. 3).

5 Diese Beschreibung Gotamas orientiert sich an den 32 herausragenden Merkmalen eines Buddha. Vgl. Bays, a.a.O., Bd. 1, S. 155 ff.; Beal: *The Romantic Legend*, S. 55; Rhys Davids/Rhys Davids: *Dialogues of the Buddha*, Bd. 3, S. 138 ff.; Jones: *Mahāvastu*, Bd. 1, S. 180 f., sowie Thomas, a.a.O., S. 220 f. Diese Werke geben die 32 Haupt- und 80 Nebenmerkmale eines Buddha an. Weitere Erläuterungen zu Buddhas äußerer Erscheinung finden sich bei D.L. Snellgrove (Hrsg.): *The Image of the Buddha*.

6 Die chinesischen Schriften (z.B. Beal: *Fo-Sho-Hing-Tsan-King*, S. 14) berichten, daß Buddhas Geschlechtsteile wie bei einem Hengst verborgen lagen. Der tibetischen Tradition zufolge sollen die Dalai Lamas über eine ähnliche Fähigkeit verfügen, ihre Geschlechtsteile «zurückzuziehen». Vgl. M. Aris: *Hidden Treasures and Secret Lives*, S. 197.

7 Zu Buddhas Zeiten gab es sogenannte «öffentliche Tage», an denen die unverheirateten Mädchen, die gewöhnlich in Abgeschlossenheit lebten, in der Hoffnung, einen jungen Mann für sich einnehmen zu können, in der Stadt promenierten. Vgl. H.C. Warren: *Buddhism in Translation*, S. 455.

8 Jones: *Mahāvastu*, Bd. 2, S. 70, und Krom, Tafel 48.

9 Beal: *Romantic Legend*, S. 92, und Tafel 19 in W. Zwalf: *Buddhism: Art and Faith* scheinen die Hochzeit Gotamas mit einer seiner Frauen darzustellen.

10 Bays, a.a.O., Bd. 1, S. 235 f., und Krom, Tafel 55.

11 Thomas, a.a.O., S. 48 ff., beschäftigt sich mit den verschiedenen Namen der Ehefrauen Buddhas.

12 Beal: *Romantic Legend*, S. 96 ff.

13 Dieser Austausch wird in T. Cleary: *The Flower Ornament Scripture*, S. 284 ff., erwähnt.

14 Beispiele für üppige indische Schönheiten finden sich in S. Huntington/J. Huntington: *The Art of Ancient India*; G. Michael u.a.: *The Image of Man*; P. Rawson: *Erotic Art of the East* und ders.: *Oriental Erotic Art*.

15 Auboyer: *Buddha*, Tafeln 16, 19 und 94 illustrieren Gotamas Luxusleben im Palast. Beschreibungen und Illustrationen des Liebeslebens eines indischen Prinzen finden sich in P.K. Agrawal: *Mithuna*; H. Bach: *Indian Love Paintings*; R. Burton: *The Illustrated Kama Sūtra*; N. Douglas/P. Singer: *The Pillow Book*; dies.: *Sexual Secrets*; S.N. Prasad: *Kalyānamalla Anangaranga*; sowie E. Windsor: *The Hindu Art of Love*.

16 Beal: *Romantic Legend*, S. 101.

17 Johnston: *Buddhacarita*, S. 26.

18 Vgl. die Schilderungen über das Liebesleben eines indischen Prinzen in der klassischen Zeit bei Rawson: *Erotic Art of the East*, S. 65.

19 J. Campbell: *The Masks of God: Oriental Mythology*, S. 259.

20 Bays, a.a.O., Bd. 1, S. 291 und 304 ff.; Beal: *Romantic Legend*, S. 123, sowie Krom, a.a.O., Tafel 65.
21 Johnston: *Buddhacarita*, S. 44 ff.
22 Ebenda, S. 53.
23 Beal: *Romantic Legend*, S. 128. Der chinesische Text ist so eindeutig, daß Beal ihn nicht übersetzt hat.
24 Poppe, a.a.O., S. 118.
25 Bays, a.a.O., Bd. 1, S. 310 ff.; Beal: *Fo-Sho-Hing-Tsan-King*, S. 54; Beal: *Romantic Legend*, S. 130 ff.; Foucher: *The Life of Buddha*, S. 73 ff.; Jones: *Mahāvastu*, Bd. 2, S. 70 ff., sowie Krom, a.a.O., Tafeln 68, 69. Der «Ekel vor den Tänzerinnen» spielt auch in der Geschichte von Yasa, einem frühen Konvertiten, eine Rolle. Vgl. Rhys Davids/Oldenberg: *Vinaya Texts*, Bd. 1, S. 102 ff.
26 Vgl. Beal: *Romantic Legend*, S. 130.
27 Poppe, a.a.O., S. 124.
28 Eine Darstellung dieser Szene findet sich in H. Bechert/R. Gombrich: *Buddhism*, S. 21, Tafel 10.
29 Vgl. Johnston: *Buddhacarita*, S. 116.
30 Vgl. Lillie: *Life of Buddha*, S. 66 f.
31 Nach Poppe: *Twelve Deeds*, S. 123, sagt Buddha: «Es gibt keine einzige Sinnenfreude, die ich nicht genossen hätte.» Das Buddha-Charita erläutert, daß jeder potentielle Buddha vor seiner Erleuchtung alle sinnlichen Freuden gekostet haben müsse (S. 30).
32 Vgl. Bays, a.a.O., Bd. 2, S. 484 f.
33 Nach Beal: *Romantic Legend*, S. 211 f.
34 Zu den Versuchungen durch Māras Töchter vgl. auch Auboyer: *Buddha*, Tafeln 52, 56; Jones: *Mahāvastu*, Bd. 3, S. 270; Krom, a.a.O., Tafel 105, sowie Lillie, a.a.O., S. 91f. In den südostasiatischen Ländern, in denen der Theravāda verbreitet ist, erhalten Knaben häufig eine temporäre Weihe. Während der Zeremonie wird die «Versuchung durch Māras Töchter» nachvollzogen. Vgl. R.C. Lester: *Theravada Buddhism in Southeast Asia*, S. 91 f.
35 Beal: *Romantic Legend*, S. 226.
36 Thomas, a.a.O., S. 79.
37 Bays, a.a.O., Bd. 2, S. 649.
38 Ebenda, S. 572.
39 Coomaraswamy: *Buddha and the Gospel of Buddhism*, S. 49.
40 Nach Gotamas Verschwinden aus dem Palast blieb Yashodarās Stimmung «trübe und düster» (Beal: *Romantic Legend*, S. 92). Wie schon im Text erwähnt, heißt es auch, daß Yashodharā beim ersten Wiedersehen mit ihrem früheren Gatten ihre verführerischsten Kleider anlegt und ihm Süßigkeiten anbietet, um ihn zurückzugewinnen. (Jones: *Mahāvastu*, Bd. 2, S. 260). In *Romantic Legend* wird erzählt, daß Buddhas Sohn sechs Jahre, nachdem sein Vater den Palast verlassen hatte, geboren wurde. Natürlich wurde Yashodharā der Untreue verdächtigt, und die Schrift ist peinlich bemüht, die sechs-

jährige Schwangerschaft als das Ergebnis eines schlechten Karmas aus einem früheren Leben zu erklären (S. 360 ff.). Im *Apadāna* wird berichtet, daß Yashodharā Buddha später erzählt, sie sei ihre eigene Zuflucht gewesen und dabei sehr gut allein zurechtgekommen. Vgl. I.B. Horner: *Woman in Primitive Buddhism*, S. 310.

2. Löscht die Flammen

1 Rhys Davids/Woodward: *Kindred Sayings*, Bd. 4, S. 10.
2 D. Paul: *Woman in Buddhism*, S. 44 ff.
3 D. Goddard: *A Buddhist Bible*, S. 263.
4 Rhys Davids/Oldenberg: *Vinaya Texts*, Bd. 1, S. 116.
5 Woodward/Hare: *Gradual Sayings*, Bd. 1, S. 1 f.
6 Burlingame: *Buddhist Legends*, Bd. 2, S. 218.
7 D. Snellgrove: *Indo-Tibetan Buddhism*, Bd. 1, S. 86.
8 Horner: *Middle Length Sayings*, Bd. 1, S. 369.
9 Beal: *Romantic Legend*, S. 216.
10 Poope: *Twelve Deeds*, S. 122.
11 Vgl. E. Conze: *Buddhist Meditation*, S. 103 ff.; Khantipalo: *Bag of Bones*; ders.: *The Path of Freedom: Vimittimagga*, S. 132 ff. *Buddhist Legends* (Bd. 1, S. 206) beschreibt die Betrachtungen über den Leichnam einer Schwangeren.
12 Burlingame, a.a.O., Bd. 2, S. 331 ff.
13 Vgl. Y.S. Hakeda: *Kūkai: Major Works*, S. 131.
14 Burlingame, a.a.O., Bd. 2, S. 336 ff. Eine ähnliche Geschichte aus dem chinesischen Kanon kann bei Lillie, a.a.O., S. 288 ff., nachgelesen werden.
15 S. Frye: *Sūtra of the Wise and the Foolish*, S. 232 ff. Vgl. auch Lillie, S. 323 ff.
16 Ebenda, S. 233.
17 Khantipalo: *Bag of Bones*, S. 20.
18 Es scheint, daß diese starke Betonung der Verderbtheit des Körpers einen Rückschlag verursachte. Buddha hatte seinen Mönchen diese Meditationsübung empfohlen, doch als er zurückkehrte, mußte er sich fragen, warum so viele seiner Jünger verschwunden waren. Er erfuhr, daß eine Reihe von Mönchen von ihrem Körper bis zum Selbstmord angeekelt waren. Weise schlug der ältere Ānanda Buddha vor, eine andere Meditationsart zu schaffen, was dieser auch tat: die Meditation durch Atemübungen (Rhys Davids/Woodward: *Kindred Sayings*, Bd. 5, S. 284f., sowie Horner: *Book of the Discipline*, Bd. 1, S. 120). Einmal bot ein König Buddha in Unkenntnis der Ordensregeln die Hand seiner Tochter an. Ohne jedes Taktgefühl wies Buddha das Angebot grob zurück: «Ich habe die Leidenschaft besiegt und kein Bedürfnis nach Lust. Warum sollte ich also diesen Hautsack voller Schmutz annehmen, ein Ding, das ich nicht einmal mit den Füßen berühren würde?» Verständlicherweise war die Prinzessin beleidigt und wurde eine geschwore-

ne Feindin Buddhas. Sie fand schließlich ein gewaltsames Ende. Doch davor hatte sie den Orden noch ziemlich durcheinandergebracht (Burlingame: *Buddhist Legends*, Bd. 1, S. 206 ff.)

19 Vgl. E.H. Johnston: *The Saundarananda of Asvoghosa*.

20 *Bodhi Leaves*, Nr. B 106, Kandy (Buddhist Publication Society) 1985, S. 10.

21 E.B. Cowell (Hrsg.): *Jātaka or Stories of the Buddha's Former Births*. Hier handelt es sich um Jātaka Nr. 527. (Da es so viele verschiedene Jātaka-Ausgaben gibt, erscheint es zweckmäßiger, anstatt der Seitenzahlen die Nummern der Geschichten anzuführen.) Vgl. auch das hervorragende Werk von J. Jones: *The Tales and Teachings of Buddha*.

22 Jātaka 66, 251 und 431.

23 Jātaka 425. Die Hälfte des Goldes bekam die Kurtisane in bar, und die andere Hälfte wurde auf ihre Garderobe, Parfüms und Juwelen verwendet.

24 Jātaka 523 und 526.

25 Jātaka 207.

26 Burlingame, a.a.O., Bd. 3, S. 340 ff.

27 Ebenda, S. 85.

28 Rhys Davids/Oldenberg: *Vinaya Texts*, Bd. 3, S. 289.

29 Jātaka 273. Der Übersetzer hatte diese Stelle ursprünglich ins Lateinische, nicht ins Englische übertragen.

30 Jātaka 273.

31 Vgl. Horner: *Woman in Primitive Buddhism* und S.E. Jootla: *Inspiration from Enlightened Nuns*.

32 Frye: *Sūtra of the Wise and the Foolish*, S. 128 ff.

33 Jātaka 408.

34 H. Hecker: *Mahā Kassapa*, S. 3 ff.

35 Horner: *Book of the Discipline*, Bd. 1, S. 32 ff.

36 Rhys Davids/Oldenberg: *Vinaya Texts*, Bd. 1, S. 235. Im puritanischen Buddhismus kommt die Weihe der Geburt eines asexuellen Wesens gleich (Lester, S. 86).

37 Das *Vinaya* wurde, wie oben erwähnt, ins Englische übertragen, aber einiges davon war einfach zuviel für die viktorianischen Vorstellungen der Übersetzer. Das meiste von dem, was hier vermutlich zum ersten Mal auf englisch erscheint, wurde verwässert oder bei der Übersetzung völlig weggelassen.

38 Horner: *Book of Discipline*, Bd. 1, S. 38 ff. Es gibt Berichte über Mönche, die auch vor Kühen nicht zurückschreckten (Rhys Davids/Oldenberg: *Vinaya Texts*, Bd. 2, S. 24).

39 Horner: *Book of Discipline*, Bd. 1, S. 40 ff.

40 Ebenda, S. 47 ff.

41 Ebenda, S. 55 ff.

42 Ebenda, S. 58.

43 Ebenda, S. 61.

44 Ebenda, S. 53.

45 Ebenda, S. 53 ff.
46 Ebenda, S. 60 ff.
47 Ebenda, S. 113.
48 Ebenda, S. 144 ff.
49 Ebenda, S. 123.
50 Ebenda, S. 144.
51 Ebenda, S. 192 ff.
52 Ebenda, S. 195 ff. Der Großteil dieser Informationen fehlt in der Übersetzung von Horner.
53 Ebenda, S. 199 ff.
54 Ebenda, S. 214 ff.
55 Ebenda, S. 220.
56 Ebenda, S. 222 ff.
57 Ebenda, S. 230 ff.
58 Ebenda, S. 234 ff.
59 Ebenda, S. 330 ff.
60 Ebenda, S. 280 ff.
61 Ebenda, Bd. 2, S. 30 ff.
62 Ebenda, S. 37 ff.
63 Ebenda, S. 198 ff.
64 Burlingame, a.a.O., Bd. 3, S. 308 ff.
65 Der Mönch hatte allen Grund zur Sorge. Eine Frau, die von einem Mönch zurückgewiesen worden war, zerkratzte sich selbst den ganzen Leib, und beschuldigte ihn dann der Vergewaltigung. Diesem Vorfall folgte die Anweisung: «Alle Mönche müssen kurze Fingernägel tragen» (Rhys Davids/Oldenberg: *Vinaya Texts*, Bd. 3, S. 136).
66 Frye, a.a.O., S. 81 ff.
67 P. Thera: *The Virgin's Eye*, S. 22 ff.
68 S. Ōta: *Sei sūhai*, S. 333 ff.
69 Rhys Davids/Oldenberg: *Vinaya Texts*, Bd. 3, S. 335.
70 Vgl. Hare: *Gradual Sayings*, Bd. 4, S. 182 ff.; Rhys Davids/Oldenberg, a.a.O., Bd. 3, S. 320 ff. Die meisten der ersten Nonnen waren Witwen oder verlassene Ehefrauen, eine Tendenz, die sich über Jahrhunderte aufrechterhalten hat. Die Mehrzahl der buddhistischen Nonnen im Westen ist entweder verwitwet oder geschieden. Jungfräuliche Nonnen sind im Westen selten, falls es sie überhaupt gibt. Vgl. z.B. L. Friedman: *Meetings with Remarkable Women* sowie K.L. Tsomo: *Sakyadhītā, Daughters of the Buddha.*
71 Vgl. A. Hirakawa: *Monastic Discipline for the Buddhist Nuns.*
72 Rhys Davids/Oldenberg, a.a.O., Bd. 3, S. 364.
73 Hirakawa, a.a.O., S. 103 ff. und 111 ff.
74 Rhys Davids/Oldenberg, a.a.O., Bd. 2, S. 222.
75 Hirakawa, a.a.O., S. 254 ff.
76 Ebenda, S. 392 ff.
77 Ebenda, S. 103 und 385.

78 Rhys Davids/Oldenberg, a.a.O., Bd. 3, S. 346. Dieser Abschnitt wurde in der englischen Ausgabe nicht übersetzt.
79 Khantipalo, a.a.O., S. 5 ff.
80 Rāhula, Gotamas Sohn, erhielt einen ähnlichen Rat: «Sieh alle Frauen wie deine Mutter an – gütig, süß, schön und keusch.» Jones: *Mahāvastu*, Bd. 2, S. 254.
81 Rhys Davids/Rhys Davids: *Dialogues of the Buddha*, Bd. 2, S. 154.
82 H.C. Warren: *Buddhism in Translation*, S. 297.
83 Bechert/Gombrich, S. 31.
84 Burlingame, a.a.O., Bd. 1, S. 217.
85 Ebenda, Bd. 3, S. 290 f. Diese Frage stellte sich nach der Vergewaltigung der Nonne Uppalavanna. Offenbar waren einige der Jünger Buddhas der Ansicht, die Nonne hätte «sich entspannen und genießen» sollen, da sie sich in einem geistig fortgeschrittenen Stadium befand und ohne sündige Gedanken war. Menschen sind nicht aus Stein. Warum sollte also ein Arhat, so begehrten sie zu wissen, nicht – wie alle anderen Leute auch – Geschlechtsverkehr haben? Buddhas Antwort ist nicht ganz eindeutig, aber sie könnte bedeuten, daß Sexualität auf einer höheren Ebene praktiziert werden dürfe. Diese Interpretation wurde von den Puritanern zurückgewiesen, und im Kanon werden Mönche und Nonnen vor jenen Buddhisten gewarnt, die behaupten, Sex sei kein Hindernis bei der Religionsausübung (Hirakawa, a.a.O., S. 238).
86 Es gibt sieben Fesseln der Liebe, die die Mönche zu meiden haben (Woodward/Hare, a.a.O., Bd. 4, S. 31f.).
87 V. Mackenzie: *Reincarnation: The Boy Lama*, S. 160.
88 Eine einfühlsame Darstellung des klösterlichen Zölibats im Buddhismus findet sich bei K. Inwood: *Disciple of the Buddha*.
89 Goddard, a.a.O., S. 112.
90 Ebenda, S. 110. Ānanda wird in letzter Minute von Mañjushrī aus den Armen einer betörenden Schönheit gerettet, die ihn verzaubert hatte. Einem anderen Text zufolge wird Ānanda von Buddha selbst befreit, als er gerade dabei ist, einem wollüstigen Paria-Mädchen zu erliegen (Thera, a.a.O., S. 16 ff.). Ānanda soll auch folgende erstaunliche Aussage gemacht haben: «Ich weiß, daß die Frauen voll der Leidenschaft sind, aber ich dachte, sie könnten durch den Anblick der Geschlechtsteile Buddhas von ihren Begierden befreit werden.» (E. Obermiller: *Buston: History of Buddhism*, Bd. 1, S. 80.
91 Woodward/Hare, a.a.O., Bd. 1, S. 148 ff. Ānanda kuriert eine Nonne von ihrer Leidenschaft für ihn mit einem Diskurs über die Abscheulichkeit des Leibes. Der Geschlechtsverkehr, so warnt er sie, zerstöre die Brücke zur Befreiung.
92 Rhys Davids/Oldenberg, a.a.O., Bd. 3, S. 77. «Dieser Mönch hätte sich von seinen unruhigen Gedanken trennen sollen anstatt von seinem Glied», sagte Buddha.

93 Horner: *Women in Primitive Buddhism*, S. 183.
94 M.E. Spiro: *Buddhism and Society*, S. 367.
95 Tsomo, a.a.O., S. 298.
96 *Monks and Nuns in a Sea of Sins*, von H.S. Levy aus dem Chinesischen übertragen, ist ein typisches Beispiel. Zu satirischer Sanskrit-Literatur über falsche buddhistische Mönche vgl. auch L. Siegel: *Laughing Matters*, S. 210 ff. Einer dieser Mönche rezitiert folgendes Gedicht: «Wie oft habe ich voll Leidenschaft die drallen Hürchen umarmt?/Sie mit starkem Arm feurig umschlungen./Doch bei allen Buddhas schwör ich's hundertmal/nie zuvor erlebt ich solchen Schauer/als ich das Mädchen dieses Yogi inbrünstig in die Arme schloß,/die entzückten Hände auf ihren festen prallen Brüsten.»
97 H.S. Levy: *Japanese Sex Jokes in Traditional Times*, S. 121.
98 H.S. Levy: *Chinese Sex Jokes in Traditional Times*, S. 230.
99 Spiro, a.a.O., S. 367.
100 J. Bunnag: *Buddhist Monk, Buddhist Layman*, S. 190 und 193.
101 Burlingame, a.a.O., Bd. 3, S. 24 ff. Unglücklicherweise besagt der Text weiter, daß Männer zwar durch eine Wiedergeburt als Frau bestraft, Frauen hingegen durch eine Wiedergeburt als Mann belohnt würden! Die Geschichte selbst ist faszinierend. Soreyya wurde in eine Frau verwandelt, nachdem er zwei Söhne gezeugt hatte. Nach seiner Verwandlung gebar er dann zwei weitere Söhne. Darauf wurde er in einen Mann zurückverwandelt. «Ich habe das Leben von beiden Seiten kennengelernt», sagte er, «und jetzt würde ich gerne Mönch werden.» Als man ihn fragte, welches Sohnespaar er am meisten liebe, entgegnete er: «Die beiden, die ich als Frau geboren habe.» In der Biographie des tibetischen Heiligen Thangstong wird erzählt, daß dieser in einer früheren Existenz eine buddhistische Nonne gewesen sei. J. Gyatso: *The Literary Transmission of the Traditions of Thangstong rGyalpo*, S. 29. Obgleich Buddha fast jede nur mögliche Gestalt annimmt, offenbart er sich fast nie als Frau in den Geschichten früherer Inkarnationen.
102 Jātaka 402. In Jātaka 120 nimmt eine Königin ihrem Mann das Versprechen ab, keiner anderen Frau im Palast beizuliegen – von seiten des Königs ein großes Opfer. Als er in den Krieg zieht, bittet sie ihn, ihr jeden Tag einen Boten zu schicken, der ihr über sein Wohlergehen berichten möge. Jedesmal wenn ein Bote auftaucht, schläft sie mit ihm. Insgesamt teilt sie mit 64 Boten das Liebeslager. Als der König davon erfährt, befiehlt er die Hinrichtung aller. Er wird von seinem Großminister (einem zukünftigen Buddha) von diesem Vorhaben abgebracht. Dieser erklärt ihm: «Die Boten haben nur auf Befehl gehandelt, und die Königin ist nicht verantwortlich, weil Frauen von Natur aus unersättlich sind.»
103 «Eine Frau kann unmöglich zum Arhat werden.» Horner: *Middle Length Sayings*, Bd. 3, S. 109. Da einer Frau die grundlegenden Merkmale eines Buddha – ein Penis und Hoden – fehlten, glaubten einige, daß dies sie automatisch von der Buddhaschaft ausschloß. Typischerweise wird dieser Behaup-

tung im selben Teil des Kanons widersprochen: «Zahllose Frauen, Nonnen und Laienbekennerinnen sind erleuchtet worden» (Bd. 2, S. 169 f.).

104 Y. Kajiyama: *Woman in Buddhism*, in: *Eastern Buddhist*, Bd. 15, Nr. 2, 1982, S. 53-70.

105 Vgl. besonders A. Bancroft: «Women in Buddhism», in: *Women in the World's Religions*, S. 81-104; N. Barnes: «Buddhism», in: *Women in World Religions*, S. 106-133; Horner: *Women in Primitive Buddhism*; Kajiyama, a.a.O.; Paul, a.a.O. und «Woman and Buddhism», in: *Spring Wind*, Sonderausgabe Nrn. 1-3, 1986. Übrigens wurden Frauen trotz aller Misogynie im Buddhismus selten wegen Schwangerschaft oder Menstruation als rituell unrein angesehen. In Sri Lanka dürfen menstruierende Frauen z.B. buddhistische Tempel besuchen, Hindu-Tempel hingegen bleiben ihnen verschlossen. Vgl. R. Gombrich/G. Obeyesekere: *Buddhism Transformed*, S. 21.

106 *Jātaka* 61.

3. Das Juwel im Lotos

1 Es gibt drei englische Übersetzungen: E. Lamotte: *The Teaching of Vimalakīrti*; C. Luk: *The Vimalakīrti Nirdesa Sūtra*; R.F.A. Thurman: *The Holy Teaching of Vimalakīrti*. (Dt. J. Fischer/Yokota, T.: *Das Sūtra Vimalakīrti, Das Sūtra der Erlösung*, Tōkyō 1944, Anm. d. Übers.).

2 *Vimalakīrti-Nirdesha-Sūtra*, Kap. 2.

3 Ebenda, Kap. 3.

4 Ebenda.

5 Ebenda, Kap. 7.

6 Ebenda, Kap. 8.

7 Erhältlich in zwei englischen Übersetzungen: G.C.C. Chang (Hrsg.), «The True Lion's Roar of Queen Srīmālā», in: *A Treasury of Mahāyāna Sūtras*; A. Wayman/H. Wayman: *The Lion's Roar of Queen Srīmālā*.

8 Wayman/Wayman, a.a.O., S. 76.

9 Ebenda, S. 78 ff.

10 Ausführlich bearbeitet in K. Ku: *The Mahāyāna View of Woman: A Doctrinal Study*. Darin wird eine Zusammenfassung der wichtigen Abschnitte ihrer englischen Übersetzung des Textes gegeben.

11 Soweit ich weiß, ist dieser Text nicht übersetzt. Es handelt sich um Text Nr. 149 im *Taishō daizōkyō*. Vgl. auch Y. Iwamoto: *Bukkyō to josei*, S. 74 ff.

12 Nr. 818 im *Taishō daizōkyō*.

13 T. Cleary hat diesen Text ins Englische übersetzt und in zwei Ausgaben herausgegeben: *The Flower Ornament Scripture*, Bd. 3, und *Entry in the Realm of Reality: The Text*. Eine illustrierte Version der Geschichte ist J. Fontein: *The Pilgrimage of Sudhana*.

14 Cleary: *The Flower Ornament Scripture*, Bd. 3, S. 107 ff.

15 Ebenda, S. 127 ff.
16 Ebenda, S. 146 ff.
17 K. Ch'en: *Buddhism in China*, S. 333.
18 D. Snellgrove: *Indo-Tibetan Buddhism*, Bd. 1, S. 66.
19 Vgl. I. Chou: «Tantricism in China», in: *Harvard Journal of Asiatic Studies*, Bd. 8, 1945.
20 K. Rexroth (Hrsg.): *The Buddhist Writings of Lafcadio Hearn*, S. 187 ff.
21 D.T. Suzuki: *Essays in Zen Buddhism*, 3. Reihe, S. 289.
22 Ebenda, S. 304.
23 Vgl. Ch'en: *Buddhism in China*, S. 81 ff., und B.N. Puri: *Buddhism in Central Asia*, S. 116 ff. Nāgārjuna, der halb-legendäre Meister aller buddhistischen Richtungen, dagegen wurde Mönch, nachdem er knapp seiner Hinrichtung entgangen war. Er hatte seine Zauberkräfte eingesetzt, um in den Harem des Königs zu gelangen.
24 Vgl. Sunim: *Thousand Peaks*, S. 33 ff.
25 Vgl. S. Arntzen: *Ikkyū and the Crazy Cloud Anthology*, S. 166.
26 Vgl. H. Hecker: «Khemā of Great Wisdom», in: *Buddhist Women at the Times of the Buddha*.
27 V.L. Pandit: *Woman Saints of East and West*, S. 152.
28 Warren: *Buddhism in Translation*, S. 451 ff.
29 Die beste Studie über das buddhistische Tantra ist D. Snellgrove: *Indo-Tibetan Buddhism*. Vgl. auch S.B. Dasgupta: *An Introduction to Tantric Buddhism*; H.V. Guenther: *The Tantric View of Life*; G. Tucci: *Rati-līlā*; ders.: *The Theory and Practice of the Mandala*.
30 Schon zu Buddhas Zeiten gab es Gruppen, die eindeutig als Tantristen ausgewiesen werden können. In Rhys Davids/Rhys Davids: *Dialogues of the Buddha* (Bd. 1, S. 49) werden diejenigen erwähnt, die «der Lehre vom Glück in diesem Leben» anhängen und «das Nirvāna durch die höchsten Freuden zu erreichen wünschen». Auch zahlreiche Worte Buddhas (siehe z.B. Buddhas Antwort S. 66) lassen sich tantrisch interpretieren. Selbst in puritanischen Schriften (z.B. *Kathāvatthu*) finden sich Aussagen wie: «Wenn ein bestimmtes mitfühlendes Verhalten herrscht, so ist es unter Umständen gestattet, das Keuschheitsgelübde zu brechen und der Ehefrau eines anderen beizuliegen.» Vgl. G.S.P. Misra: *Development of Buddhist Ethics*, S. 135 f.
31 Vgl. N.N. Bhattacharyya: *History of the Tantric Religion*, S. 102 f.
32 K. Dowman: *The Divine Madman*. Vgl. auch H.V. Guenther: *The Royal Song of the Saraha*.
33 E. Bernbaum: *The Way to Shambhala*, S. 201.
34 Sowohl *Hevajra*- als auch *Guhyasamāja-Tantra* beginnen so. Das erstere wurde ins Englische übertragen: D. Snellgrove: *The Hevajra Tantra*.
35 Vgl. Dasgupta, a.a.O., S. 102 ff., und R.H. van Gulick: *Sexual Life in Ancient China*, S. 342. Interessanterweise protegierte die Kaiserin Wu den Buddhismus mehr als den Taoismus und Konfuzianismus, da sie der Meinung war, 'dieser bilde die Basis für die Beherrschung der Welt durch eine Frau (Chou, S. 320).

36 Dies und das folgende wurde von C.S. George: *The Candamahārosana Tantra* übernommen.
37 Vgl. Snellgrove: *Indo-Tibetan Buddhism*, Bd. 2, S. 290.
38 Von diesem Text existieren zwei Übersetzungen: K. Dowman: *Masters of Mahāmudrā*, 1985 (Dt.: Keith Dowman: *Die Meister der Mahamudra*, München [Diederichs] 1991), sowie J.B. Robinson: *Buddha's Lions*.
39 Vgl. Dowman: *Masters of the Mahāmudrā*, S. 216 f.
40 Ebenda, S. 216.
41 Ebenda.
42 Ebenda, S. 267 ff.
43 Ebenda, S. 272.
44 Ebenda, S. 229 ff.
45 Ebenda, S. 372 ff.
46 In zwei englischen Übersetzungen erhältlich: K. Dowman: *Sky Dancer*; sowie T. Tulku: *Mother of Knowledge*.
47 Dowman: *Sky Dancer*, S. 40.
48 Ebenda, S. 44.
49 Ebenda, S. 78.
50 Ebenda, S. 86.
51 Ebenda, S. 135.
52 Ebenda, S. 118.
53 Vgl. T. Allione: *Woman of Wisdom*, S. 141 ff.
54 Ebenda, S. 168.
55 Snellgrove: *Indo-Tibetan Buddhism*, Bd. 2, S. 468 f.
56 Dowman: *Divine Madman*, S. 46 f.
57 H.V. Guenther: *The Life and Teaching of Naropa*.
58 Ebenda, S. 76 f.
59 Ebenda, S. 79.
60 Vgl. Nālandā Translation Committee: *Life of Marpa the Translator*.
61 Vgl. L.P. Lhalungpa: *The Life of Milarepa*; G.C.C. Chang: *The Hundred Thousand Songs of Milarepa*; W.Y. Evans-Wentz: *Milarepa. Tibets großer Yogi*, Bern u.a. (O.W. Barth), Neuausgabe 1978.
62 Vgl. Chang, Bd. 1, S. 20.
63 Ebenda, Bd. 1, S. 270 ff.
64 Ebenda, Bd. 2, S. 410.
65 Ebenda, Bd. 2, S. 412.
66 Ebenda, Bd. 1, S. 120.
67 Ebenda, Bd. 2, S. 357 ff.
68 Ebenda, Bd. 1, S. 146.
69 Trotz seines spirituellen Anspruchs gehört *Der heilige Narr*, übersetzt von Dowman, doch zu den Klassikern der erotischen Weltliteratur. Das folgende sind nur Beispiele für die gewagten erotischen Geschichten, die auf fast jeder Seite zu finden sind. Das Buch gehört zur Grundlektüre.
70 Dowman: *Divine Madman*, S. 42.

71 Ebenda, S. 45.
72 Ebenda, S. 156.
73 Ebenda, S. 103.
74 Ebenda, S. 95.
75 Ebenda, S. 75 ff.
76 Ebenda, S. 90 ff.
77 Ebenda, S. 64.
78 Ebenda, S. 158.
79 Ebenda, S. 140.
80 Vgl. M. Aris: *Hidden Treasures and Secret Lives*; K. Dhondup: *Songs of the Sixth Dalai Lama*; G.W. Houston: *Wings of the White Crane*; D. Martin: «Some More Songs of the Sixth Dalai Lama», in: *Tibet Society Bulletin*, Bd. 16, 1985, S. 15-18; M. Tatz: «Songs of the Sixth Dalai Lama», in: *The Tibet Journal*, Bd. 6, 1981, S. 32-36, sowie C. van Tuyl: «Love Songs of the Sixth Dalai Lama», in: *Tibet Society Newsletter*, Nr. 11, 1968, S. 4-7. Eine kommentierte kritische Ausgabe der Liebeslieder ist P.K. Sorensen: «Tibetan Love Lyrics», in: *Indo-Iranian Journal*, Nr. 31, 1988, S. 253-298.
81 Es gab jedoch eine seltsame Prophezeiung, die den Siebten Dalai Lama betraf. «Wenn du die tantrische Liebe nicht praktizierst, wirst du in jungen Jahren sterben», wurde ihm verkündet. K. Sangpo: «Life and Times of the Eighth to Twelfth Dalai Lamas», in: *Tibet Journal*, Bd. 7, 1982, S. 47-57.
82 Aris, a.a.O., S. 123.
83 Alle Übersetzungen der Gedichte in diesem Abschnitt geben meine Interpretation wieder.
84 Dhondup, a.a.O., S. 39.
85 E. Kawaguchi: *Three Years in Tibet*, S. 150 ff.
86 Das hier verwendete Material stammt aus Schriften der Tachikawa-ryū, wie z.B.: *Yoshinshū*, *Sangai isshinki* und *Hōkōshū sangen menjū* und den modernen Studien: G. Mizuhara: *Jakyō Tachikawa-ryū*; S. Moriyama: *Tachikawa jakyō to sono shakaitekina haikei no kenkyū*; R. Sasama: *Sei no shūkyō*; sowie T. Utagawa: *Shingon Tachikawa-ryū no hihō*.
87 Sogar Snellgrove hat einige Abschnitte des Hevajra-Tantra in seiner englischen Übersetzung ‹gereinigt›.
88 Tucci: *The Theory and Practice of the Mandala*, S. 102.
89 Ein solcher Zauber lautet: Bade dich in einer Vollmondnacht, und kleide dich weiß. Bereite einen Absud aus sieben bestimmten Getreiden, und mische ihn mit gegorener Milch. Koche diesen Brei auf, und stelle ihn vor die Schlafzimmertür der Begehrten. Ganz gewiß wirst du nun Zutritt zu ihrer Kammer und zu ihrem Herzen erlangen (*Taizō daizōkyō*, Bd. 20, S. 425). Die Tachikawa-Sekte empfiehlt folgenden Liebeszauber: Fertige aus gemahlenem Reis und Öl eine Statue vom Gegenstand deiner Begierde. Bestreiche sie mit Mohnsamenpaste. Dann wirf sie ins Feuer, und rezitiere ein geheimes Mantra 1008mal, während sie verbrennt. Sodann wird das Mädchen dir gehören. Das Rezept für ein Aphrodisiakum derselben Schule: ein «Liebespa-

pier», das die Säfte des Koitus und verbranntes Schamhaar mit ein wenig vom eigenen Blut vermischt enthält.

90 Die Tantras *Hevajra*, *Guhyasamāja* und *Chandamahārosana* etwa beinhalten solche Passagen. Vgl. auch M. Shenge, «Advayasiddhi», in: *Oriental Institute*, Baroda (The Oriental Institute), Bd. 13, Nr. 1, 1963, S. 1-30. Diese tantrische Schrift, die vermutlich von einer Meisterin stammt, empfiehlt «den Genuß von mit Exkrementen beschmiertem Menschenfleisch, den Diebstahl fremder Güter, die Verführung fremder Ehefrauen und die Tötung aller Buddhas» (S. 29).

91 Snellgrove: *Indo-Tibetan Buddhism*, Bd. 1, S. 187.

92 Vgl. van Gulik: *Sexual Life*, S. 259, und Levy: *Monks and Nuns in a Sea of Sins*, S. 43.

93 E. Sharpe: *Secrets of Kaula Cirle*, S. 100.

94 Aris, a.a.O., S. 30.

95 Es gab eine Beziehung zwischen Zen und der Tachikawa-ryū. Das *Sangai isshinki*, eine grundlegende Schrift der Tachikawa-Schule, enthält viele Hinweise auf Zen-Meister. Monkan soll dieses Zen-Gedicht verfaßt haben: «Weiden sind grün, Rosen sind rot. Das Land der Buddhas besteht aus Dingen, die sind, wie sie sind. Die natürliche Vereinigung von Mann und Frau dient der Ehre Buddhas.» K. Inoue: *Monkan Jonin*, S. 55.

4. Das rote Garn der Leidenschaft

1 C. Luk: *Empty Cloud*, S. 176. Im gleichen Buch auf S. 173 wird allerdings die folgende Aussage gemacht: «Ist die Unwissenheit für immer getilgt... werdet ihr frei von allen Zwängen leben und euch allerorten der Unabhängigkeit und des Wohlbefindens erfreuen, sei es in einem Haus der käuflichen Liebe, in einer Schenke, im Leib einer Kuh, einer Stute oder eines Maultiers, im Paradies oder in der Hölle.»

2 Falls nicht anders angegeben, stammen alle Übersetzungen in diesem Abschnitt von mir. Weitere Informationen über den Laien P'ang finden sich bei R.F. Sasaki u.a.: *A Man of Zen*.

3 H. Welch: *The Practice of Chinese Buddhism*, S. 117.

4 In englischer Übersetzung erhältlich: Li Yu: *Jou Pu Tuan*.

5 Welch, a.a.O., S. 117.

6 Originaltext und Übersetzung von Red Pine: *The Zen Teachings of Bodhidharma*, S. 39 ff. Zu den Vier Großen Jüngern Bodhidharmas gehörte auch eine Frau (wenn auch eine Nonne).

7 Dies und das folgende Gedicht erscheinen im *Wu Teng Hui Yuan*, das im *Dainihon zoku zōkyō*, Bd. 138, zu finden ist.

8 Übersetzt von J. Covell und S. Yamada: *Zen's Core: Ikkyūs Freedom*, S. 213.

9 Es gibt fast nichts über Sung-yuan auf Englisch. Die folgende Information stammt aus dem *Sung-yuan Yu-lu* im *Dainihon zoku zōkyō*, Bd. 121.

10 Dieser Bericht über Tao-chi stammt aus dem *Tao-chi Yu-lu* im *Dainihon zoku zōkyō*, Bd. 121.
11 Vgl. R. H. van Gulick: *Erotic Color Prints of the Ming Period*, Bd. 3, S. 50 f.
12 S. Hiro: *Zen*, S. 148.
13 Vgl. P. Rawson: *Erotic Art of the East*, S. 292 ff.
14 Vgl. P. Kronhausen/E. Kronhausen: *The Complete Book of Erotic Art*, S. 271, Tafeln 320 und 321. In China gab es einen ähnlichen Skandal um die Prinzessin T'ai-p'ing. Sie verliebte sich bis zum Wahnsinn in einen buddhistischen Mönch aus Zentralasien und überhäufte ihn mit Reichtum und Privilegien (Chou, S. 320).
15 H. Levy: *Oriental Sex Manners*, S. 103 f.
16 Vgl. Rawson: *Erotic Art*, S. 292 ff.
17 Ebenda, S. 298, Tafel 207.
18 Vgl. M. Takahashi: *Sei no kami*, S. 143 ff.
19 Onishi Ryōkei, der Abt des berühmten Kiyomizu-dera in Kyōto. Er starb 1983 im Alter von 106.
20 Zu Ikkyū vgl. S. Arntzen: *Ikkyū and the Crazy Cloud Anthology*; J. Covell/ S. Yamada: *Zen's Core: Ikkyū's Freedom*; sowie J.H. Sanford: *Zen-Man Ikkyū*. Auf Deutsch erschien: Ikkyu Sojun: *Im Garten der schönen Shin*, übers. u. hrsg. v. Shuichi Kato u. Eva Thom.
21 Die Übersetzungen von Ikkyūs Gedichten stützen sich auf die Versionen in: *Ikkyū oshō zenshū*; S. Katō/S. Yanagi: *Ikkyū*; S. Nihashi: *Ikkyū: Kyōunshū*. In den genannten Werken sind z.T. dieselben Gedichte übersetzt. Auch C. Fowkes: *The Pillow Book*, enthält zahlreiche Übersetzungen von Ikkyū-Gedichten (S. 50 ff.).
22 Vgl. Sanford, a.a.O., S. 285.
23 Ebenda, S. 283f.
24 R. H. Blyth: *Oriental Humor*, S. 267 f.
25 Zu weiteren Einzelheiten über Hakuin vgl. S. Addiss: *The Art of Zen*, S. 102 ff.; J. Stevens: «The lively art of Hakuin», in: *The East*, Bd. 21, Nr. 2, 1984, S. 56-63; K. Tanahashi: *Penetrating Laughter* (Dt.: *Der Zen-Meister Hakuin Ekaku*); sowie P. Yampolsky: *The Zen Master Hakuin*.
26 S. Katō: *Hakuin oshō nempyō*, S. 283.
27 Yampolsky, a.a.O., S. 188.
28 Ebenda, S. 127.
29 Vgl. Tanahashi, a.a.O., S. 43.
30 Zit. n. S. Tsuji: «Treading the Path of Zen», in: *The Middle Way*, Bd. 64, Nr. 1, Mai 1985. Selbst im japanischen Zen-Buddhismus gab es Mönche, die genauso puritanisch waren wie die Anhänger des Theravāda. Der zeitgenössische Mönch Seki Sesetsu etwa verweigerte weiblichen Gemeindemitgliedern den Zutritt zu seinem Krankenzimmer auf einer Krebsstation: «Dieser Raum ist ein Kloster, und Frauen sind hier nicht gestattet!»
31 *Kaian kokugo, Hakuin oshō zenshū*, Tōkyō (Ryuginsha) 1935, Bd. 3, S. 10.

32 H. Shimizu: *Josei to zen*, S. 99 ff. Im koreanischen Zen existiert die gleiche Geschichte, die offensichtlich auf der von Satsu basiert.
33 Shimizu, a.a.O., S. 99 ff.
34 Vgl. *Hakuin to sono jidai*, Numazu (Numazu-shi rekishi minzoku shiryōkan) 1983, Tafel 10.
35 *Hakuin bokuseki*, Kyōto (Bokubisha) 1977, Tafel 190.
36 Vgl. Stevens: «The Lively Art of Hakuin», S. 61, und Tanahashi, a.a.O., S. 36.
37 Vgl. Stevens: «Zen and the Common Man: The Social Dimensions of Kauin Zenji's Art», in: *Bulletin of the Research Institute of Buddhist Social Welfare*, Nr. 5, 1983, S. 71.
38 Zu weiteren Einzelheiten über Sengai vgl. Addiss, a.a.O., S. 176 ff.; J. Stevens: «The Joy of Enlightenment: Sengai's Zen Art», in: *The East*, Bd. 22, Nr. 2, 1986 sowie D.T. Suzuki: *Sengai, the Zen Master* (Dt.: *Der Zen-Meister Sengai*).
39 Vgl. *Sengai: The Idemitsu Museum Collection*, Tōkyō (Heibonsha) 1988, Tafeln 370 und 371.
40 S. Miyake: *Sengai Goroku*, S. 293.
41 S. Furuta: «Sengai: Among the Cherry Blossoms, Rivers and Willows», in: *Chanoyu Quarterly*, Nr. 22, 1979, S. 51.
42 S. Furuta: *Sengai*, S. 8.
43 Miyake, a.a.O., S. 292.
44 Außer der hier abgedruckten Illustration existiert eine weitere Version des Sujets in: *Sengai: The Idemitsu Museum Collection*, Tafel 577.
45 Ebenda, Tafel 884.
46 Miyake, a.a.O., S. 298.
47 *Sengai: The Idemitsu Museum Collection*, Tafeln 359 und 363.
48 Miyake, a.a.O., S. 315.
49 Ebenda, S. 133.
50 *Zemmon itsuwa shūsei*, Kyōto (Zen bunka kenkyūjo) 1983, Bd. 1, S. 2.
51 Ebenda, S. 27.
52 Miyake, a.a.O., S. 547.
53 *Sengai: The Idemitsu Museum Collection*, Tafel 508.
54 Ebenda, Tafeln 503 und 1126.
55 Miyake, a.a.O., S. 293.
56 Ebenda, S. 291.
57 Ebenda.
58 Übersetzt von T. Legget: *A Second Zen Reader*, S. 164.
59 Hiro: *Zen*, S. 113.
60 Die Päonie symbolisiert die Vulva einer sexuell erregten Frau. Dieses Gedicht stammt aus dem Manuskript von Seisetsus *Bōrōshū*, das im Shōkoku-ji in Kyōto aufbewahrt wird.
61 «The Origin of Buddhist Monk's Dance», in: *Spring Wind*, Bd. 5, Nr. 3, 1985, S. 119 ff.

62 Vgl. H.N. McFarland: *Daruma*, S. 24 und 81 ff.
63 Ich habe dieses Bild in einem Antiquitätengeschäft in Tōkyō gesehen.
64 T. Sugano: *Zentrin kikō*, S. 137.
65 Eine Illustration findet sich bei Ōta: *Sei sūhai*, S. 27.
66 Vgl. Rawson: *Oriental Erotic Art*, S. 155. Sengai malte ein Bild von Kanzan und Jittoku mit dieser Aufschrift: «Eines ist A [das Gefäß = Vulva], das andere ist Un [der Diamant = Penis]. Gemeinsam schaffen sie das Universum.» *Sengai: The Idemitsu Museum Collection*, S. 176.
67 S. Yamauchi: *Kessō kidan*, S. 65 ff.
68 Legget, a.a.O., S. 165; T. Sugano: *Zenrin kikō*, S. 25.
69 *Zemmon itsuwa shūsei*, Bd. 1, S. 56.
70 R. Akizuki: *Zenjin*, S. 202.
71 Zu Ryōkan vgl. auch die folgenden: J. Stevens: *One Robe, One Bowl*; «Holy Foolishness», in: *Great Historical Figures of Japan*, Tōkyō (Japan Culture Institute) 1978, S. 209-217, sowie «The Life and Poetry of Ryōkan Oshō», in: *The East*, Bd. 15, 1979, S. 14-20. Vgl. auch Adiss, a.a.O., S. 158 ff., und B. Watson: *Ryōkan: Zen Monk-Poet of Japan*.
72 Dieser Austausch von Gedichten ist bei Teishin *Hasu no tsuyu* nachzulesen.
73 *Zemmon itsuwa shūsei*, Bd. 1, S. 60.
74 Ebenda, S. 59 ff.
75 Vgl. W.L. King/J.B. King: «Selection from Suzuki Shōsan», in: *The Eastern Buddhist*, Bd. 12, Nr. 2, 1979, S. 126-127; vgl. auch *The Eastern Buddhist*, Bd. 23, Nr. 1, 1990, S. 127.
76 Zu Tesshū vgl. J. Stevens: *The Sword of No-Sword*.
77 Ebenda, S. 65 f.
78 M. Takeda: *Zenki*, S. 16.
79 Ebenda, S. 97.
80 T. Nakahara: *Nantenbō angya roku*, S. 25 f.
81 *Zemmon itsuwa shūsei*, Bd. 2, S. 199 ff.
82 Takeda, a.a.O., S. 42. Musō mochte übrigens das «kleine Liebeslied» von Yen-wu sehr und verwendete es oft in seinen Lehren.
83 Ebenda, S. 18 ff.
84 Ebenda, S. 45 ff.
85 Sugano, a.a.O., S. 101.
86 Takeda, a.a.O., S. 67.
87 Ich habe diese Geschichte in der Darlegung eines Zen-Meisters gehört, kann mich aber nicht an die Einzelheiten erinnern.
88 Takeda, a.a.O., S. 100.
89 D. Richie: *Zen Inklings*, S. 3 ff. Es gibt einen zeitgenössischen koreanischen Mönch, der offen mit Frauen und Tieren verkehrt. Er malt Daruma-Porträts, auf denen ein Pinsel an Darumas Penis gebunden ist. Die Zeit wird weisen, ob er ein wirklicher Meister ist oder nicht. Auf jeden Fall sind seine Bilder und Kalligraphien denen von Ikkyū, Sengai und Tesshū weit unterlegen. Vgl. Jun-kwang: *The Mad Monk*.

90 Der Ursprung dieses Kōans ist unklar. «Umarmte eine schöne Frau diesen alten Mönch, würde mein welker Weidenzweig schon sprießen», sagte Ikkyū darüber.

5. Liebe, Ehe und Sexualmoral im Buddhismus

1 Zu den tibetischen Hochzeitsbräuchen vgl. R. Hicks: *Hidden Tibet*, S. 42 ff.; E. Kawaguchi: *Three Years in Tibet*, S. 351 ff.; R.J. Tung: *A Portrait of Lost Tibet*, S. 97 f.; H. Harrer: *Seven Years in Tibet*, S. 105, 124, 153, 156; N.J. Ngapo u.a.: *Tibet*, S. 91 ff., sowie R.D. Taring: *Daughter of Tibet* (Dt.: *Ich bin eine Tochter Tibets*).

2 Vgl. H. Iwai: «The Buddhist Priest and the Ceremony of Attaining Womanhood during the Yuan-Dynasty», in: *Tōyōbunkō Memoirs*, Nr. 7, 1935, S. 105-161. Dieses Ritual wurde in der Regel von den Eltern des Mädchens gewünscht, um eine fruchtbare Ehe zu garantieren. Lasterhafte chinesische Mönche schufen fingierte Riten, die den Frauen helfen sollten, durch die Fürbitte einen «Traum-Buddhas» zu empfangen. Gewisse Mönche propagierten, daß jede Frau, die in ihrem Tempel übernachtete, schwanger werden würde. Die Frau wurde in einen scheinbar leeren Raum eingeschlossen. Allerdings betäubten die Mönche sie vorher ohne ihr Wissen. In der Nacht krochen Mönche aus Löchern in den Pfeilern hervor. Diese «Traum-Buddhas» schliefen dann mit ihr. Die Frauen genossen es offenbar, von den Phantom-Buddhas umarmt zu werden, und einige gelangten auch zum gewünschten Ergebnis, aber ein mißtrauischer Magistrat rief nach einer Untersuchung. Man warb eine Prostituierte und beauftragte sie, alle «Buddhas», die ihr erschienen, mit einem nichtabwaschbaren Rouge zu beschmieren. Am nächsten Morgen durchsuchte man den Tempel, und einige Mönche, die das Zeichen trugen, wurden entlarvt. Sie wurden ergriffen und hingerichtet, der Tempel in Brand gesetzt. Anscheinend kam eine solche List in China mehr als einmal zur Anwendung. Vgl. Levy: *Monks and Nuns in a Sea of Sins*, S. 79 ff., sowie E.W. Parsons: *Religious Chastity*, S. 320.

3 F. Sierksma: *Tibet's Terrifying Deities*, S. 219. Ngapo berichtet (S. 98), daß Mutter und Tochter zuweilen einen Mann teilten.

4 Harrer, a.a.O., S. 196.

5 Der Name des Lamas lautete Pemalinga; vgl. Aris: *Hidden Treasures and Secret Lives*, S. 27.

6 Kawaguchi, a.a.O., S. 352. Zu einer konträren Ansicht vgl. Ngapo, a.a.O., S. 89 ff. Hier wird angegeben, daß die Frauen im alten Tibet in Kuh- oder Schafställen gebären mußten. (Der jetzige Dalai Lama wurde tatsächlich in der Krippe seiner Familie geboren.) B. Aziz vertritt in ihrem Aufsatz «Moving towards a Sociology of Tibet» die Ansicht, daß die tibetischen Frauen von Geburt an diskriminiert und als Bürger zweiter Klasse behandelt wurden

und werden. J.D. Willis (Hrsg.): *Feminie Ground: Essays on Women and Tibet*, S. 76 ff. L.S. Dowaraja, in: *The Position of Women in Buddhism*. Kandy (Buddhist Publication Society) 1987 erklärt, daß die Frauen im buddhistischen Burma einen hohen Grad an Unabhängigkeit und Gleichberechtigung genossen (die Burmesen sind in der Tat ethnisch mit den Tibetern verwandt). W.M. Gallichan: *Women Under Polygamy*, S. 125 ff., bestätigt diesen Punkt und zeichnet ein recht idyllisches Bild vom Liebes- und Eheleben in Burma. So schreibt er: «Das burmesische Mädchen hat nicht den Wunsch, Nonne zu werden ... sie liebt Männer und möchte Kinder haben.» Doch selbst in Burma schlossen die täglichen Gebete der Frauen die Bitte «möglichst schnell als Mann wiedergeboren zu werden» ein. Eine ähnliche Formel findet sich auch im tibetisch-buddhistischen Ritus. Als man den jetzigen Dalai Lama diesbezüglich befragte, erklärte er, daß solche Aussagen das Ergebnis eines unglückseligen kulturellen Vorurteils seien. Weiterhin meinte er, in der modernen Gesellschaft müsse man das Gebet vielleicht in «Möge ich nicht als Mann wiedergeboren werden» umwandeln! (K.L. Tsomo: *Sakyadhītā: Daughters of the Buddha*, S. 43).

7 Iwai: «The Buddhist Priest», S. 115.

8 Harrer, a.a.O., S. 197.

9 Ebenda, S. 105.

10 Ebenda, S. 124.

11 Ebenda, S. 153.

12 Ebenda, S. 229.

13 Ebenda, S. 197 f.

14 Ebenda, S. 217.

15 Ebenda.

16 Ebenda, S. 89.

17 Taring: *Daughter of Tibet* (*Ich bin eine Tochter Tibets*).

18 T. Clifford: *Tibetan Buddhist Medicine and Psychiatry*, S. 104 (Dt.: *Tibetische Heilkunst*).

19 Y. Donden: *Health Through Balance*, S. 150.

20 J. Junzang: *Tibetan Medicine*, S. 54.

21 Ebenda, S. 285.

22 Ebenda, S. 195.

23 Ebenda, S. 218 f.

24 Kawaguchi, a.a.O., S. 531; Sierksma, a.a.O., S. 14 f. In China dispensierte eine mitfühlende Kaiserin die buddhistischen Mönche anscheinend in jedem Jahr für drei Tage von ihren Keuschheitsgelübden (Parsons, a.a.O., S. 320).

25 Sierksma, a.a.O., S. 169. Ein weiteres tibetisches Sprichwort besagte: «Gebt klugen Söhnen Felder und Frauen; dumme Söhne hingegen schickt ins Kloster» (S.B. Ortner: *High Religion*, S. 183).

26 J. Blofeld: *The Wheel of Life*, S. 85.

27 Woodward/Hare: *Gradual Sayings*, Bd. 2, S. 69 f. Vgl. auch Bd. 3, S. 212. Hier verspricht eine Ehefrau ihrem Mann, nach seinem Tode nicht wieder zu

heiraten. Erleichtert über dieses Versprechen, gesundet er, und die beiden setzen ihre glückliche Ehe fort. Milarepas herausragendster männlicher Schüler Gampopa war glücklich verheiratet, doch die Pest raubte ihm zwei seiner Kinder. Dann erkrankte seine Frau auf den Tod. Sie hing jedoch am Leben und weigerte sich, friedlich zu sterben. Als Gampopa sie fragte, woran sie denn so hinge, antwortete seine Frau «An dir!». Gampopa versprach ihr, sich nach ihrem Tod dem Dharma zu weihen und nicht wieder zu heiraten. Sie nahm seine Hand, schaute ihn an und starb in Frieden. Später errichtete Gampopa einen Stupa zur Erinnerung an seine liebende Frau (Chang, a.a.O., Bd. 1, S. 464).

28 Jātaka 267.

29 Jātaka 194.

30 «The Story of Kuddhabodhi», in: *The Marvellous Companion: Life Stories of the Buddha*, Berkeley, Calif. (Dharma Publishing) 1983, S. 187.

31 Jātaka 504.

32 Jātaka 531. Auch in Jones: *Mahāvastu*, Bd. 3, S. 1 ff. werden zwei Versionen dieser Geschichte angegeben.

33 Frye: *Sūtra of the Wise and Foolish*, S. 73 f.

34 Vgl. z.B. die verschiedenen Geschichten in Jones, a.a.O., Bd. 2.

35 H.S. Levy: *Korean Sex Jokes in Traditional Times*, S. 182 ff.

36 Jātaka 108.

37 Vgl. G.S.D. Misra: *Development of Buddhist Ethics*, S. 89 ff., sowie H. Saddhatissa: *Buddhist Ethics*, S. 71 ff.

38 Horner: *Middle Length Sayings*, Bd. 1, S. 344. Sogar Anhänger des Tantrismus wie Drugpa Künleg kannten gewisse Tabus. Er schlief nicht mit verheirateten Frauen, Mädchen unter zehn Jahren, menstruierenden Frauen oder Frauen, die ein strenges Keuschheitsgelübde abgelegt hatten (Dowman: *Divine Madman*, S. 138).

39 Jātaka 276.

40 Bei Frye, a.a.O., S. 186, wird von einem Buddhisten mit Namen Añgulimāla berichtet, der Geschlechtsverkehr mit einer Löwin hat.

41 Vgl. z.B. Burlingame: *Buddhist Legends*, Bd. 2, «The Hell Pot», S. 106 ff. und «The Man Who Loved Women», S. 193, sowie Jones: *Mahāvastu*, Bd. 1, «The Torments of Hell», S. 6 ff.

42 Bei einer Feierlichkeit, an der Buddha teilnahm, verlor der Bräutigam angesichts seiner verführerischen Braut völlig den Kopf. Er wollte alle Gäste entlassen, damit er sie sofort auf das Beilager führen konnte. Da erschien plötzlich Buddha vor ihm und riet: «Laß die Begierde keine Macht über dich gewinnen, sonst wird sie dich vernichten.» Der Bräutigam kühlte sich ab und trat mit seiner Braut zum Buddhismus über (Burlingame, a.a.O., Bd. 3, S. 73 ff.).

43 Tung, a.a.O., S. 97.

44 Kajiyama: «Woman in Buddhism», S. 61 f.

45 Jones: *Tales and Teachings of Buddha*, S. 77 f.

46 Ebenda, S. 133.

47 Jātaka 200.

48 Rhys Davids/Rhys Davids: *Dialogues of the Buddha*, Bd. 3, S. 181 f.

49 Woodward/Hare, a.a.O., Bd. 3, S. 29 f.

50 Ebenda, Bd. 4, S. 44.

51 Jātaka 234.

52 Jātaka 276.

53 Vgl. Y. Donden: «Embryology in Tibetan Medicine», *Tibetan Medicine*, Reihe 1, 1980, Library of Tibetan Works and Archives, S. 43-48, sowie L. Rinbochay/J. Hopkins: *Death, Intermediate State and Rebirth in Tibetan Buddhism*, S. 61 ff. (Dt.: *Stufen zur Unsterblichkeit*).

54 Vgl. z.B. R.K. Unger: *Female and Male*, S. 107 ff.

55 Das höchst seltsame «Verlangen einer schwangeren Frau» ist uns überliefert. Während ihrer Schwangerschaft bat eine Königin ihren Gemahl, bei Sonnenuntergang eine bewaffnete Armee in voller Rüstung auf glückverheißendem Boden zusammenzurufen. Sodann wünschte sie das Wasser zu trinken, in dem die Schwerter gewaschen worden waren! (Rhys Davids/Oldenberg: *Vinaya Texts*, Bd. 2, S. 295).

56 Die tibetischen Buddhisten hatten angeblich Verhütungsmittel entwickelt, die sowohl temporäre als auch permanente Wirkung haben konnten. (Nach dem Volksglauben soll ein tibetischer Mönch für die Erfindung des «Noppenkondoms» verantwortlich sein!) Ein Lama-Arzt rät jedoch, solche Verhütungsmittel nur Frauen zu geben, die schon sieben oder acht Kinder haben (Dhonden, «Embryology», S. 178 f.).

57 Ebenda.

58 Sodomie gab es bei buddhistischen Mönchen schon seit Buddhas Zeit. Vgl. Rhys Davids/Oldenberg, a.a.O., Bd. 1, S. 204.

59 *Kodansha Encyclopedia of Japan*, Tōkyō (Kodansha) 1983, S. 218.

60 Sierksam, a.a.O., S. 223, sowie Harrer, a.a.O., S. 217.

61 Ich habe diese Klage aus verschiedenen verläßlichen Quellen (die ungenannt bleiben müssen) gehört.

62 Aus *Hito to naru michi* von Jiun. Vgl. K. Juge: *Jiun sonja*, S. 366 ff.

63 Jones: *Mahāvastu*, S. 85.

Glossar

A. Die Matrix aller Laute. Als die erste Silbe des tantrischen Alphabets gilt *A* als die höchste Form und der Ursprung des Kosmos.

Aizen Myōō. Eine Gottheit des japanischen Tantrismus, die all-umfassende Liebe verkörpert.

Ānanda. Buddhas Lieblingsjünger. Ānanda wußte mehr über die persönlichen Gewohnheiten Buddhas als jeder andere. Nach dem Tod des Meisters wurde er dazu berufen, alles zu rezitieren, was Buddha ihn gelehrt hatte. Diese Rezitation soll als Basis für den buddhistischen Kanon gedient haben.

Anuttarayoga. Die höchste Methode der Befreiung. Ein Begriff, der im Vajrayāna-Buddhismus die Höchste Lehre bezeichnet.

Arhat. Ein Heiliger, der innerhalb des Hinayāna-Buddhismus zur Befreiung gelangt ist, d.h., der alle Begierden überwunden hat und nicht mehr dem Kreislauf der Wiedergeburten unterworfen ist.

Avalokiteshvara. Der Bodhisattva der Barmherzigkeit, der im Fernen Osten häufig als liebliche Frau dargestellt wird.

Bodhichitta. (1) Das Streben nach Erweckung, die Grundlage der buddhistischen Praxis. (2) Im tantrischen Buddhismus ein Symbol für Samen.

Bodhidharma. Der erste Patriarch des Zen-(Ch'an-)Buddhismus. Bodhidharma wurde in Indien geboren und brachte die Lehren des Zen nach China, wo er sich in eine Höhle zurückzog und neun Jahre in sitzender Versenkung verbrachte. Bodhidharmas Lehre wird häufig folgendermaßen zusammengefaßt: «Zur Erleuchtung gelangt man nicht durch Bücher oder leere Riten. Zen ist nichts anderes als der eigene Geist, deshalb schaue in dich und erwache!»

Bodhisattva. Das Ideal des Mahāyāna-Buddhismus. Ein erleuchtetes Wesen, das im Samsāra verbleibt, um für die Erlösung aller zu wirken, anstatt nur die eigene Befreiung zu suchen.

BUDDHA. (1) Gotama, der indische Prinz, der um 560 v.Chr. die Höchste und Vollkommene Erleuchtung erlangte. (2) Ein erleuchtetes Wesen, das alle Dinge genau so, wie sie sind, im klaren Licht transzendentaler Weisheit zu sehen vermag. (3) Letzte Wahrheit, absolute Wirklichkeit, vollkommene Erweckung.

BUDDHA-NATUR. Das Universum als Manifestation des Buddha-Geistes.

BUDDHA-GEIST. Das allen Wesen innewohnende Erweckungspotential.

BUDDHISMUS. Die facettenreichen geistigen und kulturellen Dimensionen der Erleuchtung, die als die Lehre Buddhas bezeichnet werden. Der Buddhismus ist kein abstraktes Lehrgebäude; er existiert nicht unabhängig von der gegenwärtigen Welt. Buddhismus als Weg zur Befreiung ist nicht mit einer bestimmten Kultur oder Region gleichzusetzen.

CHARYA-YOGA. Die praktische Anwendung tantrischer Lehren.

DĀKINĪ. Tantrische weibliche Gottheiten, zuweilen sexuelle und geistige Gefährtinnen männlicher Tantriker.

DEVAS. Himmlische Wesen.

DHARMA. Die wahre buddhistische Lehre, die «Große Ordnung» des Universums.

FUDŌ MYŌŌ. Eine Gottheit des japanischen Tantrismus, die alle Feinde des Dharma unterwirft und unerschütterliche Meditation sowie Hingabe symbolisiert.

FUGEN. Japanisch für Samantabhadra.

GASSHŌ. Zusammengelegte Handflächen. Geste der Verehrung und des Gebets.

GHEE. Indische geklärte Butter.

GOTAMA. Name des historischen Buddha.

HERUKA. Grimmige tantrische Gottheit, von der enorme Energie ausgeht.

HĪNAYĀNA. Das «Kleine Fahrzeug»; die konservativere Linie des Buddhismus, welche die Bemühungen des einzelnen und die Notwendigkeit eines klösterlichen Lebens für die Erlangung der Erlösung betont.

HŌJU. Ein sagenhafter Edelstein, der jeden Wunsch erfüllt. Symbol für den Schatz der buddhistischen Lehre.

KANNON. Japanische Bezeichnung für Avalokiteshvara, den Bodhisattva der Barmherzigkeit.

KARMA. Wörtlich: «Tat», das Gesetz von Ursache und Wirkung; Beziehungen zu Menschen und Ereignissen. Im Buddhismus ist Karma nicht mit Schicksal gleichzusetzen, vielmehr handelt es sich hier um einen schöpferischen Prozeß, der sich als Reaktion auf innere und äußere Faktoren entwickelt.

KŌAN. Eine mit den Mitteln des Verstandes nicht zu lösende Aufgabe, die Zen-Schüler als Meditationsaufgabe erhalten. Die Qualität der Antwort zeigt den Erkenntnisgrad des Schülers an.

KRIYA-YOGA. Erste Stufe im Tantra. Erlangung der richtigen Übungsgrundlage.

LAMA. Meister des tibetischen Buddhismus. Ein Lama kann entweder Mönch oder Laienbekenner sein.

LINGAM. Das männliche Geschlechtsteil.

MAHĀMUDRĀ. «Das Große Siegel» der Erleuchtung, ein Symbol für die höchste Erlösung und das erleuchtete Bewußtsein im Vajrayāna.

MAHĀYĀNA. Das «Große Fahrzeug», die liberalere buddhistische Tradition, welche die Befreiung aller und nicht nur einiger weniger Wesen sowie die Notwendigkeit, die buddhistische Lehre gegebenen Umständen anzupassen, betont.

MANDALA. Ein kosmisches Diagramm buddhistischer Prinzipien, das als Hilfe bei Meditations- und Visualisierungsübungen dient.

MAÑJUSHRĪ. Der Bodhisattva der Weisheit, des Wissens und der Lehre.

MĀRA. Der buddhistische Satan, Feind des Dharma.

NIRVĀNA. (1) Die Erleuchtung des historischen Buddha; das Verlöschen aller Begierden, Leiden und Illusionen. (2) Die höchste Weisheit, die von Nichtzerstörung, Glückseligkeit, Allwissenheit und Reinheit gekennzeichnet ist.

OM MANI PADME HUM: «Heil dem Juwel im Lotos!» Eine im tibetischen Buddhismus allgegenwärtige Rezitationsformel, verstanden als magischer Spruch und als Symbol für die tantrische Einheit des männlichen und des weiblichen Aspekts.

ORDEN DER EHELOSEN. Anhänger des Buddhismus, die strenge Keuschheitsgelübde ablegen und in klösterlicher Abgeschiedenheit leben.

PĀYĀSA. Ein wohlschmeckender Reispudding. Gotama soll dieses Gericht vor seiner Erweckung gegessen haben.

PRAJÑĀ. Transzendente Weisheit, die tiefe Einsicht, die durch buddhistische Praxis erlangt wird.

PRAJÑĀPĀRAMITĀ. Die Vollkommenheit der Weisheit, in der buddhistischen Ikonographie häufig in weiblicher Gestalt dargestellt.

SAMĀDHI. Tiefe Versenkung, ein Zustand, in dem der Geist völlig gesammelt ist.

SAMSĀRA. Die Welt der Leiden, der Vergänglichkeit und Täuschung, im Gegensatz zur Glückseligkeit des Nirvāna.

SATORI. Die Erleuchtung im Zen im Sinne der Erkenntnis der eigenen immanenten Buddha-Natur.

SHUNGA. «Frühlingsbilder», japanische Gemälde und Drucke, die den Geschlechtsverkehr in deutlicher Offenheit darstellen.

SŪTRA. Überlieferte Lehrreden des Buddha; buddhistische Schriften im allgemeinen.

TANTRA. Fortgeschrittene esoterische Lehren, die sich ganz auf die psychophysische Struktur des Menschen stützen, insbesondere auf sexueller Ebene. Sowohl der Hinduismus als auch der Buddhismus verfügen über ausgeprägte tantrische Traditionen.

UN. Laut der Erfüllung; der letzte Buchstabe des tantrischen Alphabets. Im Zusammenspiel mit der Silbe *A* symbolisiert *Un* Erfüllung und Vollkommenheit.

UPĀYA. Geschicklichkeit in der Methode. Die verschiedenen Mittel, die ein Bodhisattva anwenden kann, um den Lebewesen zur Erlösung zu verhelfen.

VAJRA. Diamant; Symbol für das männliche Geschlechtsteil.

VAJRAYĀNA. Das «Diamantene Feuerzeug», das die Elemente des Tantra in einen buddhistischen Rahmen integriert.

YAB-YUM. Die Einheit von Mutter und Vater; buddhistische Bilder, die männliche und weibliche Gottheiten in sexueller Vereinigung darstellen.

YIDAM. Eine persönliche tantrische Gottheit, die den Übenden zur Erleuchtung führt.

YOGA. «Vereinigung», die die Barriere zwischen der Welt der Illusionen und der Erleuchtung aufhebt.

YOGINI CHAKRA. Eine besondere Methode, bei der gleichzeitig mehrere Frauen umarmt werden können; nützlich für Könige mit großen Harems.

YONI. Das weibliche Geschlechtsteil.

ZAZEN. «Sitzen in Versunkenheit», die meditative Übung des Zen.

ZENDŌ. Halle, in der → Zazen geübt wird.

Bibliographie

Addiss, S.: *The Art of Zen*, New York (Henry Adams) 1989.
Agrawal, P.K.: *Mithuna*, Neu-Delhi (Munshiram Manoharal) 1983.
Akizuki, R.: *Zenjin*, Tōkyō (Chikuma Shobō), 1983.
Allione, T.: *Women of Wisdom*, London (Arkana), 1986 (Dt.: *Tibets weise Frauen*, Baiern [Capricorn] 1987).
Aris, M.: *Hidden Treasures and Secret Lives*, Delhi (Motilal Banarsidas) 1988.
Arntzen, S.: *Ikkyū and the Crazy Cloud Antology*, Tōkyō (University of Tōkyō Press) 1986.
Aryasūra: *The Marvellous Companion*, Berkeley (Dharma Publishing) 1983.
Auboyer, J., u.a.: *Buddha: A Pictorial History of His Life and Legacy*, Neu-Delhi (Roli Books International) 1983 (Dt.: Auboyer, J.: *Buddha: Der Weg der Erleuchtung*, Freiburg u.a. 1982).
Bach, H.: *Indian Love Paintings*, Neu-Delhi (Lustre Press) 1985.
Bancroft, A.: «Women in Buddhism», in: *Women in the World's Religions*, New York (Paragon House) 1987.
Barnes, N.: «Buddhism», in: *Women in World Religions*, Albany (State University of New York Press) 1987.
Barrett, W.E.: *Lady of the Lotos: The Untold Story of The Buddha and His Wife*, Los Angeles (J.P. Tarcher) 1975.
Bays, G.: *The Voice of the Buddha: Lalitavistara Sutra*, Berkeley (Dharma Publishing) 1983.
Beal, S.: *Fo-Sho-Hing-Tsan-King: A Life of Buddha*, Delhi (Motilal Banarsidass) 1968.
–: *The Romantic Legend of Sākya Buddha*, Delhi (Motilal Banarsidass) 1985.
Bernbaum, E.: *The Way to Shambala*, New York (Doubleday) 1980 (Dt.: *Der Weg nach Shambala*, Hamburg [Papyrus] 1982).
Bhattacharyya, N.N.: *History of the Tantric Religion*, Neu-Delhi (Manohar) 1987.
Blofeld, J.: *The Wheel of Life*, Boston (Shambala Publications) 1988 (Dt.: *Rad des Lebens*, Zürich 1961).

Bunnag, J.: *Buddhist Monk, Buddhist Layman*, Cambridge (Cambridge University Press) 1973.
Burlingame, E.W.: *Buddhist Legends*, 3 Bde., London (Pali Text Society) 1969.
Burton, R.: *The Illustrated Kama Sutra*, Middlesex, England (Hamlyn) 1987.
Campbell, J.: *The Masks of God: Oriental Mythology*, London (Penguin Books) 1973 (Dt.: *Mythologie des Ostens*, Basel [Sphinx] 1991).
Chang, G.C.C.: *The Hundred Thousand Songs of Milarepa*, 2 Bde., Boston (Shambhala Publications) 1985, 1989.
–: «The True Lion's Roar of Queen Srīmāla», in: *Treasury of Mahāyāna Sutras*, University Park (Pennsylvania State University) 1983.
Ch'en, K.: *Buddhism in China*, Princeton, N.J. (Princeton University Press), 1964.
Chou, I.: «Tantricism in China», in: *Harvard Journal of Asiatic Studies*, 8, 1945.
Cleary, T.: *The Flower Ornament Scripture*, 3 Bde., Boston (Shambhala Publications) 1984–1987.
Clifford, T.: *Tibetan Buddhist Medicine and Psychiatry*, York Beach, Me., (Samuel Weiser) 1984 (Dt.: *Tibetische Heilkunst*, Bern u.a. [O.W. Barth] 1986).
Conze, E.: *Buddhist Meditation*, New York (Harper and Row) 1956.
Coomaraswamy, A.: *Buddha and the Gospel of Buddhism*, Secaucus, N.J. (Citadel Press), 1988.
Covell, J./Yamada, S.: *Zen's Core: Ikkyū's Freedom*, Seoul (Hollym International) 1980.
Cowell, E.B.: *Jātaka or Stories of the Buddha's Former Births*, 3 Bde., London (Pali Text Society) 1981.
Dasgupta, S.B.: *An Introduction to Tantric Buddhism*, Kalkutta (University of Calcutta) 1974.
Dondup, K.: *Songs of the Sixth Dalai Lama*, Dharamsala (Library of Tibetan Works and Archives) 1981. Dt. vgl.: Dieter Back (Hrsg.): *Liebeslieder des VI. Dalai Lama*, Freiburg (Mersch) 1986.
Donden, Y.: *Health through Balance*, Ithaca, N.Y. (Snow Lion Publications), 1986.
–: «Embryology in Tibetan Medicine», in: *Tibetan Medicine*, Serie 1, Dharamsala (Library of Tibetan Works and Archives) 1980.
Douglas, N./Singer, P.: *The Pillow Book*, New York (Destiny Books) 1984 (Dt.: *Liebe und Erotik in den Malereien Indiens und Nepals*, Basel [Sphinx] 1989).
–: *Sexual Secrets*, New York (Destiny Books) 1986 (Dt.: *Das Große Buch des Tantra*, Basel [Sphinx] 1985).
Dowaraja, L.S.: *The Position of Women in Buddhism*, Kandy (Buddhist Publication Society) 1987.
Dowman, K.: *The Divine Madman*, Clearlake, Kalif., (Dawn House Press) 1980 (Dt.: *Der heilige Narr*, Bern u.a. [O.W. Barth Verlag] 1982).
–: *Masters of Mahāmudra*, Albany (State University of New York) 1985 (Dt.: *Die Meister der Mahamudra*, München [Diederichs] 1991).
–: *Sky Dancer*, London (Routledge and Kegan Paul) 1984.

Fontein, J.: : *The Pilgrimage of Sudhana*, The Hague (Mounton and Co.) 1967.
Foucher, A.: *The Life of Buddha*, Westport, Conn. (Greenwood Press), 1963.
Fowkes, C.C.: *The Pillow Book*, London (Hamlyn Publishing Group) 1988.
Friedman, L.: *Meetings with Remarkable Women*, Boston (Shambhala Publications) 1987.
Frye, S.: *Sūtra of the Wise and the Foolish*, Dharamsala (Library of Tibetan Works and Archives) 1981.
Furuta, S.: *Sengai*, Tōkyō (Heibonsha) 1966.
–: «Sengai: Among the Cherry Blossoms, Rivers and Willows», in: *Chanoyu Quarterly*, Nr. 22, 1979.
Gallichan, W.M.: *Women under Polygamy*, London (Holden and Hardingham) 1914.
George, C.S.: *The Candamaharosana Tantra*, New Haven, Conn. (American Oriental Society), 1974.
Goddard, D.: *A Buddhist Bible*, Boston (Beacon Press) 1966.
Gombrich, R./Obeyesekere, G.: *Buddhism Transformed*, Princeton, N.J. (Princeton University Press), 1988.
Guenther, H.V.: *The Life and Teaching of Naropa*, Boston (Shambhala Publications) 1986.
–: *The Royal Song of Saraha*, Seattle (University of Washington Press) 1969.
–: *The Tantric View of Life*, Boulder (Shambhala Publications) 1976 (Dt.: *Tantra als Lebensanschauung*, Bern u.a. [O.W. Barth] 1974).
Gyatso, J.: «The Literary Transmission of the Tradition of Thang-stong rGyalpo», Diss., Berkeley (University of California Press) 1981.
Hakeda, Y.S.: *Kūkai: Major Works*, New York (Columbia University Press) 1972.
Harrer, H.: *Seven Years in Tibet*, Los Angeles (J.P. Tarcher) 1981 (Dt.: *Sieben Jahre in Tibet*, Berlin u.a. [Ullstein] 1975).
Hecker, H.: «Khemā of Great Wisdom», in: *Buddhist Women at the Time of the Buddha*, Kandy (Buddhist Publication Society) 1985.
–: *Mahā Kassapa*, Kandy (Buddhist Publication Society) 1988.
Herbert, P.: *The Life of the Buddha*, London (British Museum) 1990.
Hicks, R.: *Hidden Tibet*, Shaftesbury (Element Books) 1988.
Hirakawa, A.: *Monastic Discipline for the Buddhist Nuns*, Patna (Kashi Prasad Jayaswal Research Institute) 1982.
Hiro, S.: *Zen*, Tōkyō (Shufu to seikatsu sha) 1989.
Horner, I.B.: *Book of the Discipline*, 6 Bde., London (Pali Text Society) 1982.
–: *The Collection of Middle Length Sayings*, 3 Bde., London (Pali Text Society) 1979.
–: *Women in Primitive Buddhism*, Delhi (Motilal Banarsidass) 1975.
Houston, G.W.: *Wings of the White Crane*, Delhi (Motilal Banarsidass) 1982.
Huntington, S./Huntington, J.: *The Art of Ancient India*, Tōkyō (John Weatherhill) 1987.
Ikkyū: *Ikkyū oshū zenshū*, Tōkyō (Koshokan) 1984.

Inoue, K.: *Monkan jonin*, Tōkyō (Jimbun shoin) 1937.
Inwood, K.: *Bhikku, Disciple of the Buddha*, Bangkok (Thai Watona Panich) 1981.
Iwai, H.: «The Buddhist Priest and the Ceremony of Attaining Womanhood during the Yuan Dynasty», in: *Tōyōbunkō Memoirs*, Nr. 7, 1935.
Iwamoto, Y.: *Bukkyō to josei*, Tōkyō (Daisan bummei) 1986.
Johnston, E.H.: *The Buddhacarita or Acts of the Buddha*, Delhi (Motilal Banarsidass) 1984.
–: *The Saundarananda of Asvoghosa*, Delhi (Motilal Banarsidass) 1988.
Jones, J.: *The Tales and Teachings of the Buddha*, London (George Allen and Unwin) 1979.
Jones, J.J.: *The Mahāvastu*, 3 Bde., London (Pali Text Society) 1973.
Jootla, S.E.: *Inspiration from Enlightened Nuns*, Kandy (Buddhist Publication Society) 1988.
Juge, K.: *Jiun sonja*, Tōkyō (Kōdansha) 1942.
Jung-Kwang: *The Mad Monk*, Berkeley (Lancaster-Miller Publishers) 1979.
Kajiyama, Y.: «Women in Buddhism», in: *Eastern Buddhist*, 15, Nr. 2, 1982.
Kalupahana, D.J./Kalupahana, I.: *The Way of Siddhartha: A Life of the Buddha*, Boulder (Shambhala Publications) 1983.
Katō, S./Thom, E.: *Im Garten der schönen Shin*. Die lästerlichen Gedichte des Zen-Meisters «Verrückte Wolke», München (Diederichs) NA 1990.
Katō, S./Yanagi, S.: *Ikkyū*, Tōkyō (Kōdansha) 1979.
Kawaguchi, E.: *Three Years in Tibet*, Kathmandu (Ratna Pustak Bhandar) 1979.
Khantiplao: *Bag of Bones*, Kandy (Buddhist Publication Society) 1980.
–: *The Path of Freedom: Vimittimagga*, Kandy (Buddhist Publication Society) 1977.
King, W.L./King, J.B.: «Selections from Suzuki Shōsan», in: *The Eastern Buddhist*, 12, Nr. 2, 1979.
Krom, N.J.: *The Life of Buddha on the Statue of Barabudar*, Neu-Delhi (Bhartiya Publishing House) 1974.
Kronhausen, P./Kronhausen, E.: *The Complete Book of Erotic Art*, New York (Bell Publishing) 1978 (Dt.: *Erotische Exlibris*, München [Heyne] 1980).
Ku, K.: *The Mahāyāna View of Woman: A Doctrinal Study*, Madison (University of Wisconsin) 1984.
Kunzang, J.: *Tibetan Medicine*, Berkeley (University of California Press) 1976.
Lamotte, E.: *The Teaching of Vimalakīrti*, London (Pali Text Society) 1976.
Legget, T.: *A Second Zen Reader*, Tōkyō (Tuttle) 1988.
Leaster, R.: *Theravada Buddhism in Southeast Asia*, Ann Arbor (University of Michigan Press) 1973.
Levy, H.S.: *Chinese Sex Jokes in Traditional Times*, Washington, D.C. (Warm-Soft Press), 1973.
–: *Japanese Sex Jokes in Traditional Times*, Washington, D.C. (Warm-Soft Press), 1973.
–: *Korean Sex Jokes in Traditional Times*, Washington, D.C. (Warm-Soft Press), 1972.

–: *Monks and Nuns in a Sea of Sins*, Taipeh (Chinese Association for Folklore) 1975.
–: *Oriental Sex Manners*, London (New English Library) 1971.
Lhalungpa, L.P.: *The Life of Milarepa*, Boston (Shambhala Publications) 1984. Vgl. Evans-Wentz, W.Y.: *Milarepa. Tibets großer Yogi*, Bern u.a. [O.W. Barth] NA 1978.
Lillie, A.: *A Life of Buddha*, Delhi (Seema Publications) 1974.
Li Yu: *Jou Pu Tan*, New York (Grove Press) 1967.
Luk, C.: *Empty Cloud*, Shaftesbury (Element Books) 1977.
–: *The Vimalakīrti Nirdesa Sūtra*, Boston (Shambhala Publications) 1990. Dt.: vgl. Fischer, J./Yokota, T.: *Das Sūtra Vimalakīrti, Das Sūtra der Erlösung*, Tōkyō 1944.
McFarland, H.N.: *Daruma*, Tōkyō (Kōdansha) 1987.
Mackenzie, V.: *Reincarnation: The Boy Lama*, London (Bloomsbury) 1988.
Martin, D.: «Some More Songs of the Sixth Dalai Lama», in: *Tibet Society Bulletin*, 16, 1985.
Michael, G., u.a.: *In the Image of Man*, London (Weidenfeld and Nicholson) 1982.
Misra, G.S.P.: *Development of Buddhist Ethics*, Neu-Delhi (Munishiram Monoharlal) 1984.
Mitchell, S.: *Dropping Ashes on the Buddha*, New York (Grove Press) 1976.
Miyake, S.: *Sengai goroku*, Tōkyō (Bunkensha) 1979.
Mizuhara, G.: *Jakyō Tachikawa-ryū*, Kyōto (Toyama Shobō) 1968.
Morita, G.: *Hakuin bokuseki*, Kyōto (Bokubisha) 1977.
Moriyama, S.: *Tachikawa jakyō to sono shakaitekina haikei no kenkyū*, Tōkyō (Shikano-en) 1965.
Nakahara, T.: *Nantembō angya roku*, Tōkyō (Hirakawa Shuppansha) 1984.
Nakamura, H.: *Gotama Buddha*, Los Angeles, Tōkyō (Buddhist Books International) 1977.
Nālānda Translation Committee: *Life of Marpa the Translator*, Boston (Shambhala Publications) 1986.
Nanamoli: *The Life of The Buddha*, Kandy (Buddhist Publication Society) 1972.
Ngapo, N.J., u.a.: *Tibet*, New York (Gallery Books) 1981. (Dt.: *Tibet,* Luzern [Reich]) 1981.
Nihashi, S.: *Ikkyū: Kyōunshū*, Tōkyō (Tokuma Shobō) 1974.
Obermiller, E.: *Bu-ston: History of Buddhism*, Heidelberg (im Selbstverlag ersch.) 1932.
Ota, S.: *Sei sūhai*, Tōkyō (Reimei Shobō) 1986.
Ortner, S.B.: *High Religion*, Princeton, N.J. (Princeton University Press), 1989.
Pandit, V.L.: *Woman Saints of East and West*, London (Ramakrishna Vedanta Center) 1955.
Parsons, E.W.: *Religious Chastity*, New York (AMS Press) 1975.
Paul, D.: *Women in Buddhism*, Berkeley (Asian Humanities Press) 1979 (Dt.: *Die Frau im Buddhismus*, Hamburg [Papyrus] 1981).
Poppe, N.: *Twelve Deeds of Buddha*, Wiesbaden (Otto Harrassowitz) 1967.

Prasad, S.N.: *Kalyānamalla's Anangaranga*, Neu-Delhi (Chaukhambha Orientalia) 1983.
Puri, B.N.: *Buddhism in Central Asia*, Delhi (Motilal Banarsidass) 1987.
Rawson, P.: *Erotic Art of the East*, New York (G.P. Putnam's Sons) 1968 (Dt.: *Die erotische Kunst des Ostens*, Hamburg [Hoffmann u. Campe] 1977).
–: *Oriental Erotic Art*, London (Quartett Books) 1987.
Red Pine: *The Zen Teachings of Bodhidharma*, San Francisco (North Point Press) 1989 (Dt.: *Bodhidharmas Lehre des Zen*, Zürich [Theseus] 1990).
Rexroth, K. (Hrsg.): *The Buddhist Writings of Lafcadio Hearn*, London (Wildwood House) 1981.
Rhys Davids, C.A.F./Woodward, F.L.: *The Book of Kindred Sayings*, 5 Bde., London (Pali Text Society) 1979.
Rhys Davids, T.W./Rhys Davids, C.A.F.: *Dialogues of the Buddha*, 3 Bde., London (Pali Text Society) 1977.
Rhys Davids, T.W./Oldenberg, H.: *Vinaya Texts*, 3 Bde., Delhi (Motilal Banarsidass) 1968.
Richie, D.: *Zen Inklings*, Tōkyō (John Weatherhill) 1982.
Rinbochay, L./Hopkins, J.: *Death, Intermediate State and Rebirth in Tibetan Buddhism*, Ithaca, N.Y. (Snow Lion Publications), 1979 (Dt.: *Stufen zur Unsterblichkeit*, Köln [Diederichs] 1983).
Robinson, J.B.: *Buddha's Lions*, Berkeley (Dharma Publishing) 1979.
Rockwell, W.W.: *The Life of Buddha*, London (Trubner's Oriental Series) 1884.
Saddhatissa, H.: *Buddhist Ethics*, New York (George Braziller) 1970.
Sanford, J.H.: *Zen-Man Ikkyū*, Chigo, Kalif. (Scholar's Press), 1981.
Sangpo, K.: «Life and Times of the Eighth to Twelfth Dalai Lamas», in: *Tibet Journal*, 7, 1982.
Sasaki, R.F., u.a.: *A Man of Zen*, Tōkyō (John Weatherhill) 1971.
Sasama, R.: *Sei no shukyō*, Tōkyō (Daiichi Shobō) 1988.
Sharpe, E.: *Secrets of Kaula Circle*, London (Rider and Co.) 1936.
Shenge, M.: «Advayasiddhi», in: *Journal of the Oriental Institute*, 13, Nr. 1, Baroda (Oriental Institute) 1963.
Shimizu, H.: *Josei to zen*, Tōkyō (Kokusho Hankōkai) 1915.
Siegal, L.: *Laughing Matters*, Chicago (University of Chicago Press) 1987.
Sierksma, F.: *Tibet's Terrifying Deities*, Tōkyō (Charles E. Tuttle) 1966.
Snellgrove, D.: *Indo-Tibetan Buddhism*, 2 Bde., Boston (Shambhala Publications) 1988.
–: *The Image of the Buddha*, Tōkyō (Kōdansha International) 1978.
Sorensen, P.K.: «Tibetan Love Lyrics», in: *Indo-Iranian Journal*, Nr. 31, 1988.
Spiro, M.E.: *Buddhism and Society*, New York (Harper and Row) 1963.
Stevens, J.: *One Robe, One Bowl*, Tōkyō (John Weatherhill) 1977.
–: *The Sword of No-Sword: Life of the Master Warrior Tesshū*, Boston (Shambhala Publications) 1989.
Suematsu, R.: *Sengai: The Idemitsu Museum Collection*, Tōkyō (Heibonsha) 1988.
Sugano, T.: *Zenrin kikō*, Tōkyō (Kokusho Hankōkai) 1915.

Sunim, M.S.: *Thousand Peaks*, Berkeley (Parallax Press) 1987.

Suzuki, D.T.: *Essays in Zen Buddhism*, Third Series, London (Rider and Co.) 1953.

–: *Sengai, the Zen Master*, Greenwich, Conn., New York (Graphic Society) 1971 (Dt.: *Der Zen-Meister Sengai*, Köln [Du Mont] 1985).

Takahashi, M.: *Sei no kami*, Kyōto (Tankosha) 1976.

Takeda, M.: *Zenki*, Tōkyō (Kokusho Hankōkai) 1915.

Tanahashi, K.: *Penetrating Laughter*, Woodstock, N.Y. (Overlook Press), 1982 (Dt.: *Der Zen-Meister Hakuin Ekaku*, Köln [Du Mont] 1989).

Taring, R.D.: *Daughter of Tibet*, London (Wisdom Publications) 1986 (Dt.: *Ich bin eine Tochter Tibets*, Bern u.a. [Scherz] 1991).

Tatz, M.: «Songs of the Sixth Dalai Lama», in: *Tibet Journal*, 6, 1981.

Thera, P.: *The Virgin's Eye*, Kandy (Buddhist Publication Society) 1980.

Thomas, E.J.: *The Life of Buddha as Legend and History*, London (Routledge and Kegan Paul) 1969.

Thurman, R.A.F.: *The Holy Teaching of Vimalakīrti*, University Park (Pennsylvania State University) 1976.

Tsomo, K.L.: *Sakyadhītā: Daughters of the Buddha*, Ithaca, N.Y. (Snow Lion Publications), 1988.

Tsuji, S.: «Treading the Path of Zen», in: *The Middle Way*, 64, Mai 1985.

Tucci, G.: *The Theory and Practice of the Mandala*, London (Rider and Co.) 1961 (Dt.: *Geheimnis des Mandala: Theorie und Praxis*, Weilheim [O.W. Barth] 1972).

–: *Rati-līlā*, Genf (Nagel Publishers) 1969.

Tulku, T.: *Mother of Knowledge*, Berkeley (Dharma Publishing) 1983.

Tung, R.J.: *A Portrait of Lost Tibet*, Ithaca, N.Y. (Snow Lion Publications), 1980.

Unger, R.K.: *Female and Male*, New York (Harper and Row) 1979.

Utagawa, T.: *Shingon Tachikawa-ryū no hihō*, Tōkyō (Tokuma Books) 1981.

van Gulick, R.H.: *Erotic Color Prints of the Ming Period*, Tōkyō (im Selbstverlag) 1951.

–: *Sexual Life in Ancient China*, Leiden (E.J. Brill) 1974.

van Tuyl, C.: «Love Songs of the Sixth Dalai Lama», in: *Tibet Society Newsletter*, Nr. 2, 1968.

Warren, H.C.: *Buddhism in Translation*, Cambridge, Mass. (Harvard University Press), 1986.

Watson, B.: *Ryōkan: Zen Monk-Poet of Japan*, New York (Columbia University Press) 1981.

Wayman, A./Wayman, H.: *The Lion's Roar of Queen Srīmāla*, New York (Columbia University Press) 1974.

Welch, H.: *The Practice of Chinese Buddhism*, Cambridge, Mass. (Harvard University Press), 1967.

Willis, J.D. (Hrsg.): *Feminine Ground: Essays on Women and Tibet*, Ithaca, N.Y. (Snow Lion Publications), 1985.

Windsor, E.: *The Hindu Art of Love*, New York (Panurge Press) 1932.

Woodward, F.L./Hare, E.M.: *The Book of Gradual Sayings*, 5 Bde., London (Pali Text Society) 1979.
Yamauchi, S.: *Kessō kidan*, Tōkyō (Daiyukaku) 1929.
Yampolsky, P.: *The Platform Sutra of the Sixth Patriarch*, New York (Columbia University Press) 1971.
Zen Bunka Kenkyūjo (Hrsg.): *Zenmon itsuwa shusei*, 3 Bde., Kyōto (Zen Bunka Kenkyūjo) 1983.
Zwalf, W.: *Buddhism: Art and Faith*, London (British Museum Publications) 1985.

Register